MIDNIGHT LIGHTS PUBLISHING HOUSE

PREZENTUJE:

NAJLEPSZA MAMA NA ŚWIECIE

JEŚĆ ZA DWÓCH

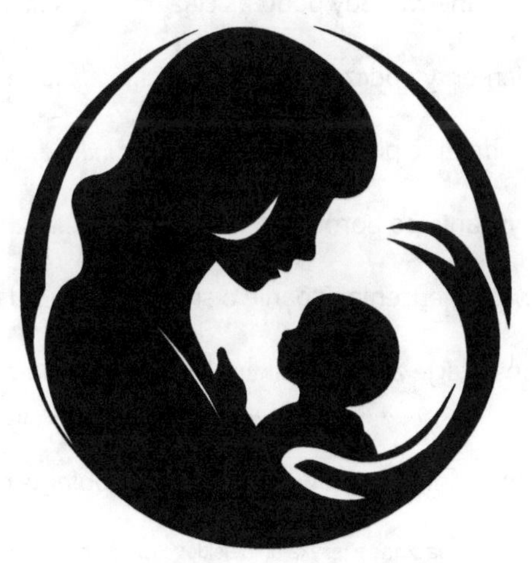

AUTORKA KSIĄŻKI:

RACHEL GUARDIAN

SPIS TREŚCI

Książka ta została przetłumaczona z języka angielskiego, przez co zdarza się, że w danym słowie wykorzystujemy synonimy. Szczególną trudność sprawiają nazwy własne, które staramy się stosować czasami również w oryginale, co może być szczególnie widoczne w przypadku przepisów. Jesteśmy jednak przekonani, że nie zaburzy to odbioru naszego poradnika i maksymalnie pomoże przyszłym mamom w ich niesamowitej podróży. Nie ma się czego bać!

Rozdział 1: Zapotrzebowanie na składniki odżywcze w czasie ciąży

Wprowadzenie do zapotrzebowania na składniki odżywcze

Podczas ciąży ciało przechodzi znaczące zmiany, aby wspierać wzrost i rozwój płodu. Odpowiednie odżywianie jest niezbędne w tym czasie, aby zapewnić zdrowie i dobre samopoczucie zarówno matki, jak i dziecka. W tym rozdziale zbadamy konkretne składniki odżywcze, które są kluczowe dla zdrowej ciąży i omówimy, dlaczego są one ważne dla zdrowia matki i płodu.

Kwas foliowy

Kwas foliowy, znany również jako folian, to witamina z grupy B, która odgrywa kluczową rolę w rozwoju płodu, szczególnie we wczesnych stadiach ciąży. Jest niezbędny do tworzenia cewy nerwowej, która później rozwija się w mózg i rdzeń kręgowy dziecka. Odpowiednie spożycie kwasu foliowego może pomóc w zapobieganiu wadom cewy nerwowej, takim jak rozszczep kręgosłupa i bezmózgowie.

Ponadto kwas foliowy bierze udział w syntezie i naprawie DNA, dzięki czemu jest ważny dla podziału i wzrostu komórek. Kobiety w ciąży potrzebują zwiększonego poziomu kwasu foliowego, aby wspierać szybki wzrost komórek rozwijającego się płodu.

Żelazo

Żelazo jest kolejnym istotnym składnikiem odżywczym podczas ciąży, ponieważ organizm potrzebuje więcej żelaza, aby wspierać zwiększoną objętość krwi i dostarczać tlen do rosnącego płodu. Niedobór żelaza w czasie ciąży może prowadzić do anemii, co może zwiększać ryzyko przedwczesnego porodu i niskiej masy urodzeniowej dziecka.

Żelazo jest również niezbędne dla rozwoju mózgu i ogólnego wzrostu dziecka. Kobiety w ciąży muszą spożywać więcej pokarmów bogatych w żelazo lub suplementów żelaza, aby zaspokoić ich zwiększone zapotrzebowanie w czasie ciąży.

Wapń

Wapń odgrywa kluczową rolę w rozwoju kości, zębów, mięśni i nerwów dziecka. Podczas ciąży zapotrzebowanie na wapń wzrasta w celu wsparcia wzrostu i mineralizacji szkieletu płodu. Jeśli spożycie wapnia przez matkę jest niewystarczające, dziecko będzie czerpać wapń z jej kości, co może zwiększyć ryzyko osteoporozy w późniejszym życiu.

Oprócz zdrowia kości, wapń jest również ważny dla funkcjonowania mięśni i krzepnięcia krwi. Kobiety w ciąży powinny upewnić się, że spożywają odpowiednią ilość pokarmów bogatych w wapń, takich jak produkty mleczne, warzywa liściaste i żywność wzbogacona.

Kwasy tłuszczowe omega-3

Kwasy tłuszczowe omega-3, w szczególności kwas dokozaheksaenowy (DHA) i kwas eikozapentaenowy (EPA), są niezbędne dla rozwoju mózgu i oczu dziecka. Te kwasy tłuszczowe są krytycznymi składnikami błon komórkowych i biorą udział w rozwoju neurologicznym i wzrokowym podczas ciąży i niemowlęctwa.

Kobiety w ciąży powinny dążyć do włączenia do swojej diety źródeł kwasów tłuszczowych omega-3, takich jak tłuste ryby (np. łosoś, sardynki), siemię lniane, nasiona chia i orzechy włoskie. Suplementy omega-3 mogą być również zalecane dla osób, które nie spożywają wystarczającej ilości ze źródeł dietetycznych.

Witamina D

Witamina D odgrywa istotną rolę we wchłanianiu wapnia i zdrowiu kości, dzięki czemu jest niezbędna w czasie ciąży zarówno dla matki, jak i dziecka. Odpowiednie spożycie witaminy D pomaga zapewnić prawidłowy rozwój szkieletu u płodu i zmniejsza ryzyko wystąpienia chorób takich jak krzywica i osteomalacja.

Oprócz zdrowia kości, witamina D może również odgrywać rolę w funkcjonowaniu układu odpornościowego i może pomóc zmniejszyć ryzyko niektórych powikłań ciąży, takich jak stan przedrzucawkowy i cukrzyca ciążowa.

W kolejnych częściach tego rozdziału zagłębimy się w każdy z tych składników odżywczych, omawiając ich specyficzne funkcje, zalecane poziomy spożycia w czasie ciąży, źródła dietetyczne i potencjalną suplementację w razie potrzeby. Ważne jest, aby kobiety w ciąży były świadome swojego zapotrzebowania na składniki odżywcze i dokonywały świadomych wyborów, aby wspierać zdrowie i rozwój swojego dziecka.

Kwas foliowy

Kwas foliowy, znany również jako folian, to witamina z grupy B, która odgrywa kluczową rolę w rozwoju płodu, szczególnie we wczesnych stadiach ciąży. Jest niezbędny do tworzenia cewy nerwowej, która później rozwija

się w mózg i rdzeń kręgowy dziecka.
Odpowiednie spożycie kwasu foliowego może
pomóc w zapobieganiu wadom cewy nerwowej,
takim jak rozszczep kręgosłupa i bezmózgowie.

Znaczenie dla zdrowia matki:

- **Zapobieganie wadom cewy nerwowej:** Suplementacja kwasem foliowym przed i we wczesnym okresie ciąży ma kluczowe znaczenie dla zmniejszenia ryzyka wad cewy nerwowej, które są poważnymi wadami wrodzonymi wpływającymi na mózg, kręgosłup lub rdzeń kręgowy.
- **Wspiera syntezę DNA:** Kwas foliowy bierze udział w syntezie i naprawie DNA, dzięki czemu jest ważny dla podziału i wzrostu komórek. Kobiety w ciąży potrzebują zwiększonego poziomu kwasu foliowego, aby wspierać szybki wzrost komórek zachodzący w rozwijającym się płodzie.

Znaczenie dla zdrowia płodu:

- **Rozwój cewy nerwowej:** Kwas foliowy jest niezbędny do prawidłowego zamknięcia cewy nerwowej, które następuje w ciągu pierwszych kilku tygodni ciąży. Odpowiednie spożycie kwasu foliowego na tym etapie ma kluczowe znaczenie dla zapobiegania wadom cewy nerwowej.

- **Rozwój mózgu i układu nerwowego:** Oprócz zamykania cewy nerwowej, kwas foliowy odgrywa rolę w rozwoju mózgu i układu nerwowego dziecka. Wystarczający poziom kwasu foliowego podczas ciąży wspiera zdrowy rozwój neurologiczny płodu.

Źródła kwasu foliowego:

- **Żywność wzbogacona:** Wiele produktów zbożowych, takich jak chleb, płatki zbożowe, makaron i ryż, jest wzbogacanych kwasem foliowym w wielu krajach jako środek zdrowia publicznego, aby pomóc zapewnić odpowiednie spożycie, szczególnie wśród kobiet w wieku rozrodczym.
- **Zielone warzywa liściaste:** Ciemne, zielone warzywa liściaste, takie jak szpinak, jarmuż i kapusta włoska są naturalnym źródłem kwasu foliowego.
- Owoce cytrusowe: Owoce cytrusowe, takie jak pomarańcze i grejpfruty, zawierają umiarkowane ilości kwasu foliowego.
- Fasola, soczewica i groch są dobrym źródłem kwasu foliowego.

Zalecane spożycie:

- **Prekoncepcja:** Kobietom w wieku rozrodczym zaleca się spożywanie od 400 do 800 mikrogramów (mcg) kwasu foliowego dziennie, najlepiej z kombinacji żywności i suplementów, aby zmniejszyć ryzyko wad cewy nerwowej w przypadku nieplanowanej ciąży.
- **Podczas ciąży:** Kobiety w ciąży powinny dążyć do 600 mcg kwasu foliowego dziennie, aby wspierać rozwój płodu. Niektóre kobiety mogą wymagać wyższych dawek pod nadzorem lekarza, zwłaszcza jeśli mają pewne czynniki ryzyka wad cewy nerwowej.

Suplementacja: Suplementy kwasu foliowego są powszechnie zalecane kobietom planującym ciążę lub we wczesnych stadiach ciąży, aby zapewnić odpowiednie spożycie, ponieważ uzyskanie wystarczających ilości z samej diety może być trudne.

Wnioski: Kwas foliowy jest kluczowym składnikiem odżywczym zarówno dla zdrowia matki, jak i płodu w czasie ciąży. Zapewnienie odpowiedniego spożycia poprzez połączenie źródeł dietetycznych i suplementacji może pomóc zmniejszyć ryzyko wad cewy nerwowej i wspierać zdrowy rozwój płodu. Kobiety w ciąży powinny skonsultować się ze swoim lekarzem w celu ustalenia odpowiedniego spożycia kwasu foliowego dla ich indywidualnych potrzeb.

Żelazo

Żelazo jest kolejnym istotnym składnikiem odżywczym podczas ciąży, ponieważ organizm potrzebuje więcej żelaza, aby wspierać zwiększoną objętość krwi i dostarczać tlen do rosnącego płodu.

Znaczenie dla zdrowia matki:

- **Zapobieganie anemii:** Niedobór żelaza podczas ciąży może prowadzić do anemii, stanu charakteryzującego się niską liczbą czerwonych krwinek lub poziomem hemoglobiny. Anemia może powodować zmęczenie, osłabienie, zawroty głowy i inne objawy, które mogą wpływać na zdrowie i samopoczucie matki.
- **Wspiera transport tlenu:** Żelazo jest składnikiem hemoglobiny, białka w czerwonych krwinkach, które przenosi tlen z płuc do reszty ciała. Podczas ciąży organizm potrzebuje więcej żelaza, aby wyprodukować dodatkowe czerwone krwinki i zaspokoić zwiększone zapotrzebowanie na tlen matki i rosnącego płodu.

Znaczenie dla zdrowia płodu:

- **Wzrost i rozwój płodu:** Odpowiednie spożycie żelaza podczas ciąży jest niezbędne do wspierania wzrostu i rozwoju płodu. Żelazo jest niezbędne do wzrostu i podziału komórek dziecka, a także odgrywa rolę w tworzeniu hemoglobiny we krwi płodu.

- **Zmniejszenie ryzyka przedwczesnego porodu i niskiej masy urodzeniowej:** Niedokrwistość z niedoboru żelaza podczas ciąży wiąże się ze zwiększonym ryzykiem przedwczesnego porodu i niskiej masy urodzeniowej, co może mieć długoterminowe konsekwencje dla zdrowia i rozwoju dziecka.

Źródła żelaza:

- **Chude mięso:** Wołowina, wieprzowina i drób są doskonałym źródłem żelaza hemowego, które jest łatwiej przyswajalne przez organizm w porównaniu do żelaza niehemowego znajdującego się w żywności pochodzenia roślinnego.
- **Owoce morza:** Niektóre rodzaje owoców morza, takie jak krewetki, ostrygi i małże, są bogate w żelazo.
- Fasola i soczewica: Rośliny strączkowe, takie jak soczewica, ciecierzyca i fasola są dobrym źródłem żelaza niehemowego.
- **Czarne warzywa liściaste:** Szpinak, jarmuż i boćwina są bogate w żelazo i inne składniki odżywcze.

- Wzmocniona żywność: Wzmocnione zboża, chleb i makaron mogą dostarczyć dodatkowego żelaza.

Zalecane spożycie:

- **Przed poczęciem:** Kobietom w wieku rozrodczym zaleca się spożywanie 18 miligramów (mg) żelaza dziennie, aby zaspokoić ich potrzeby żywieniowe i zapobiec niedoborowi żelaza.
- **Podczas ciąży:** Kobiety w ciąży powinny dążyć do 27 mg żelaza dziennie, aby zaspokoić zwiększone zapotrzebowanie ciąży i zapobiec niedokrwistości z niedoboru żelaza. Niektóre kobiety mogą wymagać wyższych dawek pod nadzorem lekarza, zwłaszcza jeśli mają czynniki ryzyka niedoboru żelaza.

Suplementacja: Suplementy żelaza są powszechnie zalecane kobietom w ciąży, zwłaszcza tym, które są narażone na ryzyko niedoboru żelaza lub które mają trudności z zaspokojeniem zapotrzebowania na żelazo poprzez samą dietę. Suplementacja powinna być jednak prowadzona pod nadzorem lekarza, aby uniknąć nadmiernego spożycia, które może prowadzić do skutków ubocznych ze strony przewodu pokarmowego.

Wnioski: Żelazo jest niezbędne zarówno dla zdrowia matki, jak i płodu w czasie ciąży. Zapewnienie odpowiedniego spożycia pokarmów bogatych w żelazo i, w razie potrzeby, suplementów żelaza może pomóc w zapobieganiu niedokrwistości z niedoboru żelaza i wspierać zdrowe wyniki ciąży. Kobiety w ciąży powinny omówić swoje zapotrzebowanie na żelazo z lekarzem i w razie potrzeby stosować się do jego zaleceń dotyczących suplementacji.

Wapń

Wapń odgrywa kluczową rolę w rozwoju kości, zębów, mięśni i nerwów dziecka. Podczas ciąży zapotrzebowanie na wapń wzrasta w celu wsparcia wzrostu i mineralizacji szkieletu płodu. Jeśli spożycie wapnia przez matkę jest niewystarczające, dziecko będzie czerpać wapń z jej kości, co może zwiększyć ryzyko osteoporozy w późniejszym życiu.

Znaczenie dla zdrowia matki:

- **Zdrowie kości:** Ciąża może prowadzić do tymczasowej utraty gęstości kości u niektórych kobiet, ponieważ płód pobiera wapń z kości matki, aby wspierać swój własny wzrost. Odpowiednie spożycie wapnia podczas ciąży pomaga utrzymać zdrowie kości matki i zmniejsza ryzyko osteoporozy w późniejszym życiu.

- **Funkcja mięśni i nerwów:** Wapń jest niezbędny do skurczu mięśni, transmisji nerwowej oraz uwalniania hormonów i enzymów. Utrzymanie odpowiedniego poziomu wapnia podczas ciąży wspiera ogólne zdrowie i samopoczucie matki.

Znaczenie dla zdrowia płodu:

- **Rozwój kości i zębów:** Wapń jest podstawowym budulcem kości i zębów dziecka. Odpowiednie spożycie wapnia podczas ciąży zapewnia prawidłowy rozwój szkieletu płodu i zmniejsza ryzyko nieprawidłowości szkieletowych.
- **Funkcja mięśni:** Wapń bierze udział w skurczu mięśni i sygnalizacji nerwowej u płodu, wspierając prawidłowy ruch i rozwój w macicy.

Źródła wapnia:

- **Produkty mleczne:** Mleko, ser, jogurt i inne produkty mleczne są doskonałym źródłem wapnia. Wybieraj produkty o niskiej zawartości tłuszczu lub beztłuszczowe, aby ograniczyć spożycie tłuszczów nasyconych.
- **Zielone warzywa liściaste:** Ciemne, zielone warzywa liściaste, takie jak

jarmuż, kapusta włoska i brokuły są
bogate w wapń.

- **Żywność wzbogacona:** Niektóre
produkty spożywcze, takie jak
wzbogacony sok pomarańczowy, tofu i
płatki śniadaniowe, są wzbogacone
wapniem, aby pomóc ludziom zaspokoić
ich potrzeby żywieniowe.
- **Ryby z jadalnymi ośćmi:** Ryby w
puszkach z miękkimi, jadalnymi ośćmi,
takie jak łosoś lub sardynki w puszkach,
są dobrym źródłem wapnia.
- **Orzechy i nasiona:** Migdały, nasiona
sezamu i nasiona chia to pożywne
przekąski, które dostarczają wapnia.

Zalecane spożycie:

- **Przed poczęciem:** Kobietom w wieku
rozrodczym zaleca się spożywanie 1000
miligramów (mg) wapnia dziennie, aby
zaspokoić ich potrzeby żywieniowe i
wspierać zdrowie kości.
- **Podczas ciąży:** Kobiety w ciąży
powinny dążyć do spożycia od 1000 do
1300 mg wapnia dziennie, aby
zaspokoić zwiększone zapotrzebowanie
związane z ciążą i rozwojem płodu.
Dokładne zalecenia mogą się różnić w
zależności od indywidualnych
czynników i wieku matki.

Suplementacja: W niektórych przypadkach pracownicy służby zdrowia mogą zalecić suplementy wapnia kobietom w ciąży, które nie są w stanie zaspokoić swojego zapotrzebowania na wapń poprzez samą dietę lub które mają czynniki ryzyka niedoboru wapnia. Ważne jest jednak, aby skonsultować się z lekarzem przed rozpoczęciem jakiejkolwiek suplementacji w czasie ciąży.

Wnioski: Wapń jest niezbędny zarówno dla zdrowia matki, jak i płodu w czasie ciąży. Zapewnienie odpowiedniego spożycia pokarmów bogatych w wapń i, w razie potrzeby, suplementów wapnia może pomóc w utrzymaniu zdrowia kości, rozwoju płodu i ogólnych wyników ciąży. Kobiety w ciąży powinny omówić swoje zapotrzebowanie na wapń z lekarzem prowadzącym ciążę i w razie potrzeby stosować się do jego zaleceń dotyczących suplementacji.

Kwasy tłuszczowe omega-3

Kwasy tłuszczowe omega-3, w szczególności kwas dokozaheksaenowy (DHA) i kwas eikozapentaenowy (EPA), są niezbędne dla rozwoju mózgu i oczu dziecka. Te kwasy tłuszczowe są krytycznymi składnikami błon komórkowych i biorą udział w rozwoju neurologicznym i wzrokowym podczas ciąży i niemowlęctwa.

Znaczenie dla zdrowia matki:

- **Zdrowie serca:** Wykazano, że kwasy tłuszczowe omega-3 wspierają zdrowie serca poprzez zmniejszenie stanu zapalnego, obniżenie poziomu trójglicerydów i promowanie zdrowego ciśnienia krwi.
- **Regulacja nastroju:** Niektóre badania sugerują, że kwasy tłuszczowe omega-3 mogą odgrywać rolę w regulacji nastroju i mogą pomóc zmniejszyć ryzyko depresji okołoporodowej u kobiet w ciąży i po porodzie.

Znaczenie dla zdrowia płodu:

- **Rozwój mózgu:** W szczególności DHA jest głównym składnikiem strukturalnym mózgu i siatkówki. Odpowiednie spożycie kwasów tłuszczowych omega-3 podczas ciąży wspomaga wzrost i rozwój mózgu, układu nerwowego i ścieżek wzrokowych dziecka.
- **Rozwój oczu:** Kwasy tłuszczowe omega-3 są również ważne dla rozwoju oczu i wzroku dziecka. DHA występuje w wysokich stężeniach w siatkówce, gdzie odgrywa kluczową rolę w funkcjonowaniu wzroku.

Źródła kwasów tłuszczowych omega-3:

- **Tłuste ryby:** Tłuste ryby, takie jak łosoś, makrela, sardynki i pstrąg są doskonałym źródłem EPA i DHA.
- **Suplementy oleju rybnego:** Suplementy oleju rybnego Omega-3 są dostępne w postaci kapsułek lub płynów i mogą stanowić skoncentrowane źródło EPA i DHA. Ważne jest, aby wybierać suplementy wysokiej jakości, które są wolne od zanieczyszczeń, takich jak rtęć.
- **Źródła roślinne:** Niektóre pokarmy roślinne, takie jak nasiona lnu, nasiona chia, nasiona konopi i orzechy włoskie, zawierają kwas alfa-linolenowy (ALA), prekursor EPA i DHA. Jednak konwersja ALA do EPA i DHA w organizmie jest nieefektywna, więc źródła roślinne mogą nie dostarczać tak dużej ilości tych kwasów tłuszczowych omega-3, jak źródła rybne.
- **Żywność wzbogacona:** Niektóre produkty spożywcze, takie jak jaja, jogurt i mleko, mogą być wzbogacone kwasami tłuszczowymi omega-3 w celu zwiększenia ich wartości odżywczej.

Zalecane spożycie:

- **Przed poczęciem:** Zachęca się kobiety w wieku rozrodczym do spożywania kwasów tłuszczowych omega-3 w ramach zdrowej diety w celu wspierania

ogólnego stanu zdrowia i dobrego
samopoczucia.

- **Podczas ciąży:** Kobiety w ciąży
  powinny dążyć do spożywania co
  najmniej 200 do 300 miligramów (mg)
  DHA dziennie, aby wspierać rozwój
  mózgu i oczu płodu. Można to
  zazwyczaj osiągnąć poprzez połączenie
  źródeł dietetycznych i, w razie potrzeby,
  suplementację.

Suplementacja: Kobiety w ciąży, które nie
spożywają wystarczającej ilości kwasów
tłuszczowych omega-3 poprzez samą dietę,
mogą rozważyć przyjmowanie suplementu oleju
rybnego zawierającego EPA i DHA pod
nadzorem lekarza. Ważne jest jednak, aby
wybierać suplementy, które zostały opracowane
specjalnie dla kobiet w ciąży i są wolne od
zanieczyszczeń.

Wnioski: Kwasy tłuszczowe omega-3 są
niezbędne zarówno dla zdrowia matki, jak i
płodu podczas ciąży. Spożywanie odpowiednich
ilości pokarmów lub suplementów bogatych w
kwasy omega-3 może wspierać rozwój mózgu i
oczu płodu, a także zdrowie serca matki i
regulację nastroju. Kobiety w ciąży powinny
dążyć do włączenia kwasów tłuszczowych
omega-3 jako części zbilansowanej diety i
skonsultować się z lekarzem, jeśli rozważają
suplementację.

Witamina D

Witamina D odgrywa istotną rolę we wchłanianiu wapnia i zdrowiu kości, dzięki czemu jest niezbędna w czasie ciąży zarówno dla matki, jak i dziecka. Odpowiednie spożycie witaminy D pomaga zapewnić prawidłowy rozwój szkieletu u płodu i zmniejsza ryzyko wystąpienia chorób takich jak krzywica i osteomalacja.

Znaczenie dla zdrowia matki:

- **Zdrowie kości:** Witamina D jest niezbędna do wchłaniania wapnia z jelit i regulacji poziomu wapnia we krwi. Utrzymanie odpowiedniego poziomu witaminy D podczas ciąży wspiera zdrowie kości matki i zmniejsza ryzyko osteoporozy i złamań w późniejszym życiu.
- **Funkcja immunologiczna:** Niektóre badania sugerują, że witamina D może odgrywać rolę w funkcji immunologicznej i może pomóc zmniejszyć ryzyko niektórych infekcji i chorób autoimmunologicznych.

Znaczenie dla zdrowia płodu:

- **Rozwój szkieletu:** Witamina D jest niezbędna do rozwoju i mineralizacji szkieletu płodu. Odpowiednie spożycie witaminy D podczas ciąży wspomaga wzrost i siłę kości i zębów dziecka.

- **Zmniejszenie ryzyka krzywicy:** Poważny niedobór witaminy D podczas ciąży może prowadzić do krzywicy, stanu charakteryzującego się miękkimi, słabymi kośćmi i deformacjami szkieletu u dziecka. Zapewnienie wystarczającego spożycia witaminy D pomaga zapobiegać temu schorzeniu.

Źródła witaminy D:

- **Światło słoneczne:** Podstawowym źródłem witaminy D jest ekspozycja na światło słoneczne, ponieważ skóra syntetyzuje witaminę D pod wpływem promieniowania ultrafioletowego B (UVB) ze słońca. Spędzanie czasu na świeżym powietrzu w godzinach największego nasłonecznienia bez ochrony przeciwsłonecznej może pomóc zwiększyć produkcję witaminy D.
- **Tłuste ryby:** Tłuste ryby, takie jak łosoś, makrela i tuńczyk, są dobrym źródłem witaminy D w diecie.
- **Żywność wzbogacona:** Niektóre produkty spożywcze, takie jak wzbogacone mleko, sok pomarańczowy, jogurt i płatki śniadaniowe, są wzbogacone witaminą D, aby pomóc ludziom zaspokoić ich potrzeby żywieniowe.

- **Żółtka jaj:** Żółtka jaj zawierają niewielkie ilości witaminy D, chociaż stężenie może się różnić w zależności od diety kury i ekspozycji na światło słoneczne.

Zalecane spożycie:

- **Przed poczęciem:** Kobietom w wieku rozrodczym zaleca się spożywanie 600 jednostek międzynarodowych (IU) witaminy D dziennie w celu wsparcia ogólnego stanu zdrowia i dobrego samopoczucia.
- **Podczas ciąży:** Kobiety w ciąży powinny dążyć do 600 IU witaminy D dziennie, aby zaspokoić swoje zwiększone potrzeby w czasie ciąży. Niektóre kobiety mogą wymagać wyższych dawek pod nadzorem lekarza, zwłaszcza jeśli mają ograniczoną ekspozycję na słońce lub inne czynniki ryzyka niedoboru witaminy D.

Suplementacja: W niektórych przypadkach pracownicy służby zdrowia mogą zalecić suplementy witaminy D kobietom w ciąży, które nie są w stanie zaspokoić swoich potrzeb poprzez dietę i ekspozycję na światło słoneczne. Suplementacja powinna być jednak prowadzona pod nadzorem lekarza, aby zapewnić odpowiednie dawkowanie i bezpieczeństwo.

Wnioski: Witamina D jest niezbędna zarówno dla zdrowia matki, jak i płodu w czasie ciąży. Zapewnienie odpowiedniego spożycia poprzez dietę, ekspozycję na światło słoneczne i, w razie potrzeby, suplementację wspiera zdrowie kości matki, rozwój szkieletu płodu i ogólne wyniki ciąży. Kobiety w ciąży powinny omówić swoje zapotrzebowanie na witaminę D z lekarzem i w razie potrzeby stosować się do jego zaleceń dotyczących suplementacji.

Rozdział 2: Wytyczne dotyczące zdrowego odżywiania w czasie ciąży

Wprowadzenie do zdrowego odżywiania w czasie ciąży

Utrzymanie zbilansowanej i pożywnej diety ma kluczowe znaczenie w czasie ciąży dla zdrowia i dobrego samopoczucia zarówno matki, jak i dziecka. W tym rozdziale przedstawimy praktyczne porady dotyczące tego, jak osiągnąć zrównoważoną dietę w czasie ciąży, w tym informacje na temat wielkości porcji, grup żywności, na których należy się skupić, oraz wskazówki dotyczące włączania różnorodnych produktów bogatych w składniki odżywcze do posiłków i przekąsek.

Znaczenie zbilansowanej diety

Zbilansowana dieta podczas ciąży zapewnia niezbędne składniki odżywcze, które wspierają wzrost i rozwój płodu, pomagają zapobiegać powikłaniom ciążowym i promują zdrowie matki. Spożywając różnorodne pokarmy bogate w składniki odżywcze z różnych grup żywności, kobiety w ciąży mogą zapewnić, że zaspokajają swoje zwiększone potrzeby żywieniowe i wspierają optymalne wyniki ciąży.

Grupy żywności, na których należy się skupić

- **Owoce i warzywa:** Staraj się włączyć do swojej diety różnorodne kolorowe owoce i warzywa, aby dostarczyć niezbędnych witamin, minerałów i przeciwutleniaczy. Wybieraj świeże, mrożone lub puszkowane opcje i staraj się wypełnić połowę talerza owocami i warzywami podczas każdego posiłku.
- **Pełne ziarna:** Wybieraj pełne ziarna, takie jak brązowy ryż, komosa ryżowa, chleb pełnoziarnisty i płatki owsiane ze względu na błonnik, witaminy i minerały. Włączaj pełne ziarna do posiłków i przekąsek, aby zapewnić trwałą energię i wspierać zdrowie układu trawiennego.

- **Pokarmy bogate w białko:** Włącz do swojej diety chude źródła białka, takie jak drób, ryby, jaja, tofu, rośliny strączkowe i orzechy. Białko jest niezbędne dla wzrostu i rozwoju płodu, a także naprawy tkanek matki i produkcji hormonów.
- **Produkty mleczne lub ich alternatywy:** Spożywaj produkty mleczne lub ich wzbogacone alternatywy, takie jak mleko migdałowe lub sojowe, aby zapewnić odpowiednie spożycie wapnia i witaminy D. Wybieraj opcje o niskiej zawartości tłuszczu lub beztłuszczowe, aby zmniejszyć spożycie tłuszczów nasyconych.

Wielkość porcji i planowanie posiłków

- **Zbilansowane posiłki:** Staraj się tworzyć zbilansowane posiłki, które zawierają połączenie węglowodanów, białka i zdrowych tłuszczów. Kontroluj porcje, aby się nie przejadać i słuchaj sygnałów głodu i sytości.
- **Snack Smart:** Wybieraj bogate w składniki odżywcze przekąski, takie jak owoce, warzywa z hummusem, jogurt grecki lub pełnoziarniste krakersy z serem. Podjadanie między posiłkami może pomóc utrzymać poziom energii i zapobiec przejadaniu się podczas posiłków.

- **Nawodnienie:** Pij dużo wody przez cały dzień, aby pozostać nawodnionym, zwłaszcza że ciąża zwiększa zapotrzebowanie na płyny. Ogranicz spożycie słodkich napojów i napojów zawierających kofeinę i staraj się spożywać większość płynów z wody.

Wskazówki dotyczące wprowadzania różnorodności

- **Eksperymentuj z nowymi produktami spożywczymi:** Wypróbuj nowe owoce, warzywa, zboża i źródła białka, aby posiłki były ciekawe i różnorodne.
- **Przygotowywanie posiłków:** Planuj i przygotowuj posiłki z wyprzedzeniem, aby mieć pewność, że pożywne opcje są łatwo dostępne. Gotowanie wsadowe i zamrażanie posiłków może zaoszczędzić czas i sprawić, że zdrowe odżywianie będzie wygodniejsze.
- **Bezpieczeństwo żywności:** Stosuj odpowiednie techniki bezpieczeństwa żywności, takie jak mycie owoców i warzyw, dokładne gotowanie mięsa oraz unikanie niepasteryzowanych produktów mlecznych i surowych owoców morza, aby zmniejszyć ryzyko chorób przenoszonych przez żywność.

Wnioski: Utrzymanie zbilansowanej diety podczas ciąży jest niezbędne dla wspierania zdrowia matki i płodu. Skupiając się na żywności bogatej w składniki odżywcze, praktykując kontrolę porcji i włączając różnorodne pokarmy do posiłków i przekąsek, kobiety w ciąży mogą zapewnić, że zaspokajają swoje zwiększone potrzeby żywieniowe i promują optymalne wyniki ciąży. Skonsultuj się z lekarzem lub zarejestrowanym dietetykiem, aby uzyskać spersonalizowane porady i wskazówki żywieniowe przez cały okres ciąży.

Rozdział 3: Pokarmy, które należy uwzględniać i których należy unikać w czasie ciąży

Wprowadzenie do wyboru żywności podczas ciąży

Dokonywanie świadomych wyborów żywieniowych ma kluczowe znaczenie w czasie ciąży, aby zapewnić zdrowie i dobre samopoczucie zarówno matki, jak i dziecka. W tym rozdziale przedstawimy wskazówki dotyczące żywności, którą należy włączyć do zdrowej diety ciążowej, a także tych, które należy ograniczyć lub unikać ze względu na potencjalne ryzyko.

Pokarmy, które należy uwzględnić dla zdrowej ciąży

- **Owoce i warzywa:** Włącz do swojej diety różnorodne kolorowe owoce i warzywa, aby dostarczyć niezbędnych witamin, minerałów, przeciwutleniaczy i błonnika. Staraj się spożywać co najmniej pięć porcji dziennie, aby wspierać ogólny stan zdrowia i rozwój płodu.
- **Pełne ziarna:** Wybieraj produkty pełnoziarniste, takie jak brązowy ryż, komosa ryżowa, chleb pełnoziarnisty i płatki owsiane ze względu na błonnik, witaminy i minerały. Pełne ziarna dostarczają trwałej energii i pomagają regulować poziom cukru we krwi.
- **Źródła chudego białka:** Włącz do swojej diety chude źródła białka, takie jak drób, ryby, jaja, tofu, rośliny strączkowe i orzechy. Białko jest niezbędne dla wzrostu i rozwoju płodu, a także naprawy tkanek matki i produkcji hormonów.
- **Produkty mleczne lub ich zamienniki:** Spożywaj produkty mleczne lub ich wzbogacone zamienniki, takie jak mleko migdałowe lub sojowe, aby zapewnić odpowiednie spożycie wapnia i witaminy D. Wybieraj produkty niskotłuszczowe

lub beztłuszczowe, aby zmniejszyć
spożycie tłuszczów nasyconych.

- **Zdrowe tłuszcze:** Włącz do swojej diety
  źródła zdrowych tłuszczów, takie jak
  awokado, orzechy, nasiona i oliwa z
  oliwek. Tłuszcze te dostarczają
  niezbędnych kwasów tłuszczowych i
  wspierają rozwój mózgu i oczu płodu.

Pokarmy, które należy ograniczyć lub unikać podczas ciąży

- **Ryby o wysokiej zawartości rtęci:**
  Ogranicz spożycie niektórych rodzajów
  ryb o wysokiej zawartości rtęci, takich
  jak rekin, miecznik, makrela królewska i
  tilefish. Ryby te mogą gromadzić wysoki
  poziom rtęci, który może być szkodliwy
  dla rozwijającego się układu nerwowego
  płodu.
- **Surowe lub niedogotowane owoce
  morza:** Unikaj surowych lub
  niedogotowanych owoców morza, w tym
  sushi, sashimi i skorupiaków, ponieważ
  mogą one zawierać szkodliwe bakterie
  lub pasożyty, które mogą powodować
  choroby przenoszone drogą
  pokarmową.
- **Niepasteryzowane produkty mleczne:**
  Unikaj niepasteryzowanych produktów
  mlecznych, takich jak surowe mleko,
  miękkie sery i niektóre rodzaje jogurtów,
  ponieważ mogą one zawierać szkodliwe
  bakterie, takie jak Listeria

monocytogenes, które mogą
powodować poronienie, urodzenie
martwego dziecka lub inne poważne
komplikacje zdrowotne.

- **Mięsa delikatesowe i pasztety chłodzone:** Ogranicz spożycie mięs delikatesowych, hot dogów i pasztetów chłodzonych, ponieważ mogą one być skażone bakteriami Listeria monocytogenes. Jeśli spożywasz te produkty, podgrzej je na parze, aby zabić potencjalne bakterie.
- **Nadmiar kofeiny:** Ogranicz spożycie kofeiny do nie więcej niż 200 miligramów dziennie, ponieważ nadmierne spożycie kofeiny wiąże się ze zwiększonym ryzykiem poronienia i niską masą urodzeniową dziecka. Należy pamiętać o ukrytych źródłach kofeiny, takich jak kawa, herbata, napoje gazowane i czekolada.

Korzyści i zagrożenia żywieniowe

Dostarczanie informacji na temat korzyści żywieniowych płynących z żywności, którą należy spożywać w czasie ciąży, a także potencjalnego ryzyka związanego z tymi, które należy ograniczyć lub których należy unikać. Wyjaśnij, w jaki sposób niektóre składniki odżywcze wspierają rozwój płodu i zdrowie matki, jednocześnie podkreślając znaczenie minimalizowania narażenia na szkodliwe substancje, które mogą stanowić zagrożenie dla wyników ciąży.

Wnioski: Dokonywanie świadomych wyborów żywieniowych jest niezbędne do promowania zdrowej ciąży oraz wspierania zdrowia i rozwoju zarówno matki, jak i dziecka. Włączając do swojej diety pokarmy bogate w składniki odżywcze i unikając potencjalnie szkodliwych substancji, można zoptymalizować wyniki ciąży i położyć podwaliny pod całe życie w dobrym zdrowiu. Skonsultuj się z lekarzem lub zarejestrowanym dietetykiem w celu uzyskania spersonalizowanych porad i wskazówek żywieniowych przez cały okres ciąży.

Rozdział 4: Radzenie sobie z typowymi objawami ciąży

Wprowadzenie do typowych objawów ciąży

Ciąża to czas znaczących zmian fizycznych i hormonalnych, które często mogą prowadzić do dyskomfortu i nieprzyjemnych objawów u wielu kobiet. W tym rozdziale omówimy niektóre z najczęstszych objawów ciąży, takich jak nudności, zgaga i zaparcia, a także przedstawimy strategie dietetyczne radzenia sobie z tymi objawami.

Nudności i poranne mdłości

- **Imbir:** Włącz imbir do swojej diety w różnych formach, takich jak herbata imbirowa, piwo imbirowe lub cukierki imbirowe. Imbir ma naturalne właściwości przeciw nudnościom i może pomóc złagodzić objawy porannych mdłości.
- **Częste, małe posiłki:** Jedz częste, małe posiłki w ciągu dnia, aby zapobiec nudnościom i utrzymać stabilny poziom cukru we krwi. Unikanie dużych posiłków i wybieranie lżejszych, częstszych przekąsek może pomóc zminimalizować uczucie mdłości.
- **Przekąski o wysokiej zawartości węglowodanów:** Wybieraj przekąski o wysokiej zawartości węglowodanów, takie jak krakersy, tosty lub suche płatki zbożowe, które są często lepiej tolerowane w okresach nudności. Te mdłe, łatwe do strawienia pokarmy mogą pomóc uspokoić żołądek i złagodzić objawy.
- **Nawodnienie:** Pij dużo płynów w ciągu dnia, aby pozostać nawodnionym, ale unikaj picia dużych ilości płynów podczas posiłków, ponieważ może to przyczynić się do uczucia pełności i nasilić nudności.

Zgaga

- **Mniejsze, częstsze posiłki:** Wybierz mniejsze, częstsze posiłki, aby zapobiec zgadze i zmniejszyć nacisk na żołądek. Jedzenie dużych posiłków może zwiększyć produkcję kwasu żołądkowego i zaostrzyć objawy zgagi.
- **Unikaj wyzwalających pokarmów:** Zidentyfikuj i unikaj pokarmów, które mają tendencję do wywoływania objawów zgagi, takich jak pikantne, tłuste lub kwaśne potrawy, kofeina i czekolada. Zamiast tego skup się na jedzeniu łagodniejszych, mniej drażniących pokarmów, które są łatwiejsze dla układu trawiennego.
- **Jedz powoli i dokładnie przeżuwaj:** Nie spiesz się podczas jedzenia i przeżuwaj pokarm powoli i dokładnie, aby wspomóc trawienie i zapobiec refluksowi. Zbyt szybkie jedzenie może prowadzić do połykania powietrza, co może pogorszyć objawy zgagi.
- **Pozostań w pozycji pionowej po jedzeniu:** Pozostań w pozycji pionowej przez co najmniej 30 minut po jedzeniu, aby zapobiec cofaniu się kwasu żołądkowego do przełyku. Unikaj kładzenia się lub leżenia bezpośrednio po posiłku, ponieważ może to zaostrzyć objawy zgagi.

Zaparcia

- **Pokarmy bogate w błonnik:** Włącz do swojej diety dużo pokarmów bogatych w błonnik, takich jak owoce, warzywa, produkty pełnoziarniste, rośliny strączkowe i orzechy. Błonnik pomaga zmiękczyć stolec i promować regularne wypróżnienia, zmniejszając ryzyko zaparć.
- **Pozostań nawodniony:** Pij dużo wody przez cały dzień, aby pozostać nawodnionym i wspierać zdrowe trawienie. Odpowiednie nawodnienie pomaga zmiękczyć stolce i ułatwia ich oddawanie, zapobiegając zaparciom.
- **Aktywność fizyczna:** Zaangażuj się w regularną aktywność fizyczną, taką jak spacery, pływanie lub joga prenatalna, aby stymulować ruchy jelit i promować regularność. Aktywność fizyczna może również pomóc złagodzić objawy zaparć i poprawić ogólne samopoczucie w czasie ciąży.
- **Śliwki i sok ze śliwek:** Śliwki i sok ze śliwek to naturalne środki przeczyszczające, które mogą pomóc złagodzić zaparcia. Włącz suszone śliwki do swojej diety lub pij sok z suszonych śliwek, aby zmiękczyć stolec i promować regularność jelit.

Kwestie żywieniowe

Przekazanie informacji na temat kwestii żywieniowych związanych z radzeniem sobie z

powszechnymi objawami ciąży, takimi jak
zapewnienie odpowiedniego spożycia
niezbędnych składników odżywczych pomimo
modyfikacji diety wprowadzonych w celu
złagodzenia dyskomfortu. Podkreśl znaczenie
utrzymywania zbilansowanej diety i konsultacji z
lekarzem lub zarejestrowanym dietetykiem w
celu uzyskania spersonalizowanych porad i
wskazówek żywieniowych.

Podsumowanie: Radzenie sobie z
powszechnymi objawami ciąży, takimi jak
nudności, zgaga i zaparcia, może być
wyzwaniem, ale strategie żywieniowe mogą
pomóc złagodzić dyskomfort i promować ogólne
samopoczucie podczas ciąży. Dokonując
prostych modyfikacji diety i stylu życia, można
skutecznie radzić sobie z tymi objawami i
cieszyć się bardziej komfortowym i przyjemnym
doświadczeniem ciąży. Skonsultuj się z
lekarzem lub zarejestrowanym dietetykiem, aby
uzyskać spersonalizowane zalecenia
dostosowane do Twoich indywidualnych potrzeb
i preferencji.

Rozdział 5: Wskazówki dotyczące przyrostu masy ciała w czasie ciąży

Wprowadzenie do zdrowego przyrostu masy ciała

Osiągnięcie odpowiedniego przyrostu masy ciała podczas ciąży jest niezbędne dla zdrowia i dobrego samopoczucia zarówno matki, jak i dziecka. W tym rozdziale omówimy wytyczne dotyczące zdrowego przyrostu masy ciała w czasie ciąży i przedstawimy wskazówki, jak to osiągnąć poprzez dietę i ćwiczenia.

Znaczenie zdrowego przyrostu masy ciała

- **Wspiera wzrost i rozwój płodu:** Odpowiedni przyrost masy ciała podczas ciąży zapewnia niezbędne składniki odżywcze i energię dla rosnącego płodu, wspierając zdrowy wzrost i rozwój.
- **Zmniejsza ryzyko powikłań ciąży:** Osiągnięcie odpowiedniego przyrostu masy ciała może pomóc zmniejszyć ryzyko powikłań ciąży, takich jak przedwczesny poród, niska masa urodzeniowa i cukrzyca ciążowa.
- **Promuje zdrowie matki:** Utrzymanie prawidłowej masy ciała podczas ciąży może zmniejszyć ryzyko problemów zdrowotnych matki, takich jak stan przedrzucawkowy, cesarskie cięcie i zatrzymanie masy ciała po porodzie.

Zalecenia dotyczące przyrostu masy ciała

- **W oparciu o wskaźnik masy ciała (BMI) przed ciążą:** Zalecenia dotyczące przyrostu masy ciała w czasie ciąży są oparte na kategorii BMI kobiety przed ciążą. Wytyczne te pomagają zapewnić odpowiedni przyrost masy ciała w celu uzyskania optymalnych wyników ciąży.
- **Ogólne wytyczne:** Średnio kobietom ze zdrowym BMI przed ciążą (18,5-24,9) zaleca się przyrost masy ciała o 25-35 funtów podczas ciąży. Kobiety z niedowagą (BMI <18.5) mogą potrzebować przytyć więcej, podczas gdy kobiety z nadwagą i otyłością (BMI ≥25) mogą potrzebować przytyć mniej.
- **Pierwszy trymestr:** W pierwszym trymestrze przyrost masy ciała jest zazwyczaj minimalny, a większość kobiet przybiera 1-5 funtów. Nudności i wymioty mogą wpływać na apetyt i przyczyniać się do wolniejszego przyrostu masy ciała w tym czasie.
- **Drugi i trzeci trymestr:** Przyrost masy ciała ma tendencję do przyspieszania w drugim i trzecim trymestrze, przy czym większość kobiet przybiera około 1 funta tygodniowo. Skoncentruj się na stopniowym, stałym przybieraniu na wadze, aby wspierać wzrost płodu i zdrowie matki.

Osiąganie zdrowego przyrostu masy ciała poprzez dietę

- **Zbilansowana dieta:** Skoncentruj się na spożywaniu zbilansowanej diety, która zawiera różnorodne, bogate w składniki odżywcze pokarmy ze wszystkich grup żywności. Kładź nacisk na owoce, warzywa, produkty pełnoziarniste, chude białka i zdrowe tłuszcze, aby zaspokoić zwiększone potrzeby żywieniowe w czasie ciąży.
- **Kontrola porcji:** Ćwicz kontrolę porcji, aby uniknąć przejadania się i nadmiernego przyrostu masy ciała. Zwracaj uwagę na sygnały głodu i sytości i staraj się jeść do momentu, aż będziesz najedzony, a nie zbyt pełny.
- **Pokarmy bogate w składniki odżywcze:** Wybieraj pokarmy bogate w składniki odżywcze, które dostarczają niezbędnych witamin, minerałów i innych składników odżywczych bez nadmiaru kalorii. Wybieraj żywność pełnowartościową zamiast przetworzonej i ogranicz spożycie słodkich przekąsek i napojów.
- **Regularne posiłki i przekąski:** Jedz regularne posiłki i przekąski w ciągu dnia, aby utrzymać stabilny poziom cukru we krwi i zapobiec nadmiernemu głodowi, który może prowadzić do przejadania się.

Zdrowy przyrost masy ciała dzięki ćwiczeniom

- **Bezpieczne ćwiczenia:** Zaangażuj się w regularne ćwiczenia o umiarkowanej intensywności, które są bezpieczne dla ciąży, takie jak spacery, pływanie, joga prenatalna lub aerobik o niskim wpływie. Ćwiczenia mogą pomóc kontrolować przyrost masy ciała, poprawić nastrój i zmniejszyć ryzyko powikłań ciąży.
- **Konsultacja z lekarzem:** Skonsultuj się z lekarzem przed rozpoczęciem lub kontynuowaniem jakichkolwiek ćwiczeń w czasie ciąży. Lekarz może zaoferować spersonalizowane zalecenia w oparciu o indywidualny stan zdrowia i ciążę.
- **Słuchaj swojego ciała:** Zwróć uwagę na to, jak czuje się twoje ciało podczas ćwiczeń i dostosuj intensywność lub czas trwania w razie potrzeby. Unikaj aktywności, które wiążą się z wysokim ryzykiem upadku lub urazu brzucha i przestań ćwiczyć, jeśli odczuwasz dyskomfort, ból lub nietypowe objawy.

Wnioski: Osiągnięcie zdrowego przyrostu masy ciała podczas ciąży jest niezbędne do wspierania wzrostu i rozwoju płodu, zmniejszania ryzyka powikłań ciążowych i promowania zdrowia matki. Przestrzegając wytycznych dotyczących przyrostu masy ciała, stosując zbilansowaną dietę i angażując się w bezpieczne ćwiczenia, kobiety mogą zoptymalizować wyniki ciąży i położyć podwaliny pod zdrowy start dla swoich dzieci. Skonsultuj się z lekarzem lub zarejestrowanym dietetykiem w celu uzyskania spersonalizowanych zaleceń dostosowanych do Twoich indywidualnych potrzeb i okoliczności.

Rozdział 6: Szczególne względy podczas ciąży

Wprowadzenie do specjalnych kwestii dietetycznych

Ciąża wiąże się z wyjątkowymi względami dietetycznymi, szczególnie dla kobiet o określonych preferencjach żywieniowych, alergiach lub nietolerancjach pokarmowych oraz kulturowych lub religijnych praktykach żywieniowych. W tym rozdziale zajmiemy się tymi szczególnymi względami i przedstawimy wskazówki dotyczące poruszania się po nich w czasie ciąży.

Dieta wegetariańska lub wegańska

- **Uwagi żywieniowe:** Diety wegetariańskie i wegańskie mogą zapewnić wszystkie składniki odżywcze potrzebne podczas ciąży przy starannym planowaniu. Podkreśl znaczenie spożywania różnorodnych pokarmów roślinnych, aby zapewnić odpowiednie spożycie białka, żelaza, wapnia, witaminy D, kwasów tłuszczowych omega-3 i innych niezbędnych składników odżywczych.

- **Źródła białka:** Uwzględnij w swojej diecie różne źródła białka pochodzenia roślinnego, takie jak fasola, soczewica, tofu, tempeh, orzechy, nasiona i produkty pełnoziarniste. Łączenie różnych źródeł białka w ciągu dnia może pomóc w dostarczeniu wszystkich niezbędnych aminokwasów.
- **Pokarmy bogate w żelazo:** Włącz do posiłków pokarmy roślinne bogate w żelazo, takie jak ciemnozielone warzywa liściaste, rośliny strączkowe, wzbogacone zboża i suszone owoce, aby wspomóc wchłanianie żelaza i zapobiec anemii z niedoboru żelaza.
- **Suplementacja:** Rozważ przyjmowanie prenatalnych witamin i suplementów mineralnych, aby upewnić się, że zaspokajasz swoje zwiększone potrzeby żywieniowe w czasie ciąży. Niektóre wegetarianki i weganki mogą potrzebować dodatkowej suplementacji składników odżywczych, takich jak witamina B12, żelazo i kwasy tłuszczowe omega-3.

Alergie lub nietolerancje pokarmowe

- **Identyfikacja alergenów:** Jeśli masz znaną alergię lub nietolerancję pokarmową, uważnie czytaj etykiety żywności i unikaj pokarmów zawierających alergeny lub wywołujących objawy. Typowe alergeny to orzeszki ziemne, orzechy, nabiał, jaja, soja, pszenica, ryby i skorupiaki.
- **Opcje zastępcze:** Zidentyfikuj alternatywne produkty spożywcze, które można bezpiecznie zastąpić alergizującymi składnikami w przepisach. Zapoznaj się z przyjaznymi dla alergików technikami gotowania i pieczenia oraz rozważ zastosowanie zamienników składników lub alternatywnych metod gotowania, aby dostosować się do ograniczeń dietetycznych.
- **Konsultacja z lekarzem:** Skonsultuj się ze swoim lekarzem lub zarejestrowanym dietetykiem, jeśli masz alergie lub nietolerancje pokarmowe, aby upewnić się, że zaspokajasz swoje potrzeby żywieniowe w czasie ciąży. Mogą oni zapewnić spersonalizowane zalecenia i wskazówki dotyczące zarządzania ograniczeniami dietetycznymi.

Kulturowe lub religijne praktyki żywieniowe

- **Respect Cultural and Religious Beliefs:** Respect cultural and religious dietary practices that may influence food choices and meal preparation during pregnancy. Zrozumienie znaczenia niektórych pokarmów lub ograniczeń dietetycznych i praca nad dostosowaniem się do tych preferencji przy jednoczesnym zapewnieniu optymalnego odżywiania.

- **Elastyczność i adaptacja:** Znajdź sposoby na dostosowanie tradycyjnych przepisów lub posiłków, aby zaspokoić swoje potrzeby żywieniowe w czasie ciąży. Zbadaj alternatywne składniki lub metody gotowania, które są zgodne z kulturowymi lub religijnymi wytycznymi dietetycznymi, zapewniając jednocześnie niezbędne składniki odżywcze dla Ciebie i Twojego dziecka.
- **W razie potrzeby zasięgnij porady:** Jeśli masz pytania lub wątpliwości dotyczące tego, jak zachować kulturowe lub religijne praktyki żywieniowe w czasie ciąży, zasięgnij porady lekarza lub zarejestrowanego dietetyka. Mogą oni zaoferować wsparcie i porady dotyczące zrównoważenia przekonań kulturowych i religijnych z wymaganiami żywieniowymi w tym ważnym okresie.

Podsumowanie

Poruszanie się po specjalnych kwestiach dietetycznych podczas ciąży wymaga starannego rozważenia i zaplanowania, aby zapewnić optymalne odżywianie zarówno matce, jak i dziecku. Uwzględniając specyficzne preferencje żywieniowe, alergie lub nietolerancje pokarmowe oraz kulturowe lub religijne praktyki żywieniowe, kobiety w ciąży mogą utrzymać zdrową dietę, która wspiera ich indywidualne potrzeby i przekonania. Skonsultuj się z lekarzem lub zarejestrowanym dietetykiem w celu uzyskania spersonalizowanych wskazówek i zaleceń dostosowanych do Twojej wyjątkowej sytuacji.

Rozdział 7: Suplementy podczas ciąży

Wprowadzenie do suplementów

Suplementy odgrywają kluczową rolę we wspieraniu zdrowia matki i płodu podczas ciąży, dostarczając niezbędnych witamin, minerałów i innych składników odżywczych, które mogą być trudne do uzyskania poprzez samą dietę. W tym rozdziale wyjaśnimy rolę witamin prenatalnych i innych suplementów podczas ciąży, w tym kiedy i jak skutecznie je przyjmować.

Witaminy prenatalne

- **Przeznaczenie:** Witaminy prenatalne to specjalnie opracowane suplementy multiwitaminowe i mineralne zaprojektowane w celu zaspokojenia zwiększonych potrzeb żywieniowych kobiet w ciąży. Pomagają zapewnić odpowiednie spożycie niezbędnych składników odżywczych, które są niezbędne dla wzrostu i rozwoju płodu.
- **Kluczowe składniki odżywcze:** Witaminy prenatalne zazwyczaj zawierają kluczowe składniki odżywcze, takie jak kwas foliowy, żelazo, wapń, witamina D, kwasy tłuszczowe omega-3 oraz inne witaminy i minerały ważne dla ciąży.
- **Kiedy zacząć:** Zaleca się rozpoczęcie przyjmowania witamin prenatalnych najlepiej przed poczęciem lub gdy tylko ciąża zostanie potwierdzona. Wczesna suplementacja pomaga wspierać rozwój płodu podczas krytycznych wczesnych etapów ciąży.
- **Jak przyjmować:** Przyjmuj witaminy prenatalne zgodnie z zaleceniami lekarza, zwykle raz dziennie z posiłkiem, aby zwiększyć wchłanianie i zminimalizować dyskomfort żołądkowo-jelitowy. Unikaj przyjmowania witamin prenatalnych na pusty żołądek, ponieważ może to zwiększyć ryzyko nudności.
- **Wybór suplementu:** Szukaj witamin prenatalnych, które zawierają

odpowiednie ilości kluczowych składników odżywczych, są wolne od zbędnych dodatków lub wypełniaczy i zostały przetestowane pod kątem jakości i bezpieczeństwa przez renomowaną organizację zewnętrzną.

Kwas foliowy

- **Ważność:** Kwas foliowy, witamina z grupy B, ma kluczowe znaczenie dla zapobiegania wadom cewy nerwowej (takim jak rozszczep kręgosłupa) u rozwijającego się płodu. Odpowiednie spożycie kwasu foliowego przed poczęciem i we wczesnym okresie ciąży ma zasadnicze znaczenie dla zmniejszenia ryzyka wystąpienia tych wad wrodzonych.
- **Zalecane spożycie:** Zalecane dzienne spożycie kwasu foliowego dla kobiet w ciąży wynosi 600 mikrogramów (mcg) dziennie. Niektóre kobiety mogą wymagać wyższych dawek pod nadzorem lekarza, zwłaszcza te z historią wad cewy nerwowej lub niektórych schorzeń.
- **Źródła:** Oprócz witamin prenatalnych, kwas foliowy można uzyskać ze wzbogaconej żywności, takiej jak płatki śniadaniowe, zielone warzywa liściaste, rośliny strączkowe i owoce cytrusowe.

Żelazo

- **Ważność:** Żelazo jest niezbędne do produkcji hemoglobiny, białka w czerwonych krwinkach, które przenosi tlen do tkanek i narządów. Podczas ciąży zapotrzebowanie na żelazo wzrasta, aby wspierać wzrost objętości krwi matki oraz rozwój łożyska i płodu.
- **Zalecane spożycie:** Zalecane dzienne spożycie żelaza dla kobiet w ciąży wynosi 27 miligramów (mg) dziennie. Niedobór żelaza podczas ciąży może prowadzić do anemii, zmęczenia i zwiększonego ryzyka przedwczesnego porodu oraz niskiej masy urodzeniowej dziecka.
- **Źródła:** Oprócz witamin prenatalnych, żelazo można uzyskać z pokarmów bogatych w żelazo, takich jak chude mięso, drób, ryby, wzbogacone zboża, rośliny strączkowe i zielone warzywa liściaste.

Wapń i witamina D

- **Ważność:** Wapń i witamina D są niezbędne do wspierania zdrowia kości i rozwoju szkieletu zarówno u matki, jak i dziecka. Odpowiednie spożycie tych składników odżywczych podczas ciąży pomaga zapobiegać utracie kości u matki i zmniejsza ryzyko wystąpienia stanów takich jak stan przedrzucawkowy i przedwczesny poród.

- **Zalecane spożycie:** Zalecane dzienne spożycie wapnia dla kobiet w ciąży wynosi od 1000 do 1300 miligramów (mg) dziennie, podczas gdy zalecane spożycie witaminy D wynosi 600 jednostek międzynarodowych (IU) dziennie.
- **Źródła:** Oprócz witamin prenatalnych, wapń i witaminę D można uzyskać z produktów mlecznych, wzbogaconych alternatyw mlecznych, zielonych warzyw liściastych, ryb w puszkach z jadalnymi ościami i ekspozycji na światło słoneczne.

Kwasy tłuszczowe omega-3

- **Ważność:** Kwasy tłuszczowe omega-3, w szczególności DHA, odgrywają kluczową rolę w rozwoju mózgu i oczu płodu. Odpowiednie spożycie kwasów tłuszczowych omega-3 podczas ciąży wiąże się z lepszym rozwojem poznawczym i zmniejszonym ryzykiem niektórych powikłań ciąży.
- **Zalecane spożycie:** Zalecane spożycie kwasów tłuszczowych omega-3, w szczególności DHA, podczas ciąży wynosi co najmniej 200 do 300 miligramów (mg) dziennie.
- **Źródła:** Oprócz witamin prenatalnych, kwasy tłuszczowe omega-3 można uzyskać z tłustych ryb, takich jak łosoś,

makrela i sardynki, a także
suplementów oleju rybnego.

Inne kwestie

- **Konsultacja z lekarzem:** Przed
  rozpoczęciem jakiejkolwiek
  suplementacji w czasie ciąży, skonsultuj
  się ze swoim lekarzem lub
  zarejestrowanym dietetykiem, aby
  określić swoje indywidualne
  zapotrzebowanie na składniki odżywcze
  i upewnić się, że suplementy są dla
  Ciebie bezpieczne i odpowiednie.
- **Jakość i bezpieczeństwo:** Wybieraj
  witaminy prenatalne i inne suplementy
  renomowanych marek, które zostały
  przetestowane pod kątem jakości,
  czystości i bezpieczeństwa przez
  organizację zewnętrzną, taką jak United
  States Pharmacopeia (USP) lub
  ConsumerLab.
- **Potencjalne zagrożenia:** Chociaż
  suplementy mogą być korzystne,
  przyjmowanie nadmiernych ilości
  niektórych witamin i minerałów może
  być szkodliwe i może zwiększać ryzyko
  toksyczności lub działań
  niepożądanych. Należy przestrzegać
  zalecanych dawek i unikać
  przyjmowania dodatkowych
  suplementów bez konsultacji z
  lekarzem.

Wnioski:

Suplementy, w tym witaminy prenatalne i określone składniki odżywcze, takie jak kwas foliowy, żelazo, wapń, witamina D i kwasy tłuszczowe omega-3, odgrywają istotną rolę we wspieraniu zdrowia matki i płodu w czasie ciąży. Postępując zgodnie z zalecanymi wytycznymi dotyczącymi suplementacji i konsultując się z lekarzami w razie potrzeby, kobiety w ciąży mogą upewnić się, że zaspokajają swoje zwiększone potrzeby żywieniowe i optymalizują wyniki ciąży.

Rozdział 8: Nawodnienie podczas ciąży

Wprowadzenie do nawodnienia

Nawodnienie organizmu jest niezbędne dla ogólnego stanu zdrowia, a w czasie ciąży staje się jeszcze ważniejsze. W tym rozdziale podkreślimy znaczenie nawodnienia w czasie ciąży i przedstawimy praktyczne wskazówki dotyczące zwiększenia spożycia płynów w celu poprawy samopoczucia matki i płodu.

Znaczenie nawodnienia podczas ciąży

- **Reguluje temperaturę ciała:**
  Odpowiednie nawodnienie pomaga
  regulować temperaturę ciała, co jest
  szczególnie ważne w czasie ciąży,
  ponieważ temperatura ciała może
  nieznacznie wzrosnąć z powodu
  zwiększonej aktywności metabolicznej.
- **Wspiera transport składników
  odżywczych:** Woda odgrywa kluczową
  rolę w transporcie składników
  odżywczych do komórek i usuwaniu
  produktów przemiany materii z
  organizmu. Utrzymanie odpowiedniego
  nawodnienia zapewnia skuteczne
  dostarczanie składników odżywczych do
  rozwijającego się płodu i wspiera
  zdrowie matki.
- **Zapobiega odwodnieniu:** Odwodnienie
  podczas ciąży może prowadzić do
  różnych powikłań, w tym infekcji dróg
  moczowych, zaparć, przedwczesnego
  porodu i niskiego poziomu płynu
  owodniowego. Utrzymywanie
  odpowiedniego nawodnienia pomaga
  zapobiegać tym problemom i wspiera
  optymalne wyniki ciąży.

Zalecenia dotyczące nawodnienia

- **Codzienne spożycie płynów:** Kobiety
  w ciąży powinny dążyć do spożywania
  około 8-10 filiżanek (64-80 uncji) płynów

dziennie, oprócz płynów pochodzących
z żywności i innych napojów.

- **Pragnienie jako wskazówka:** Użyj
  pragnienia jako wskazówki dotyczącej
  spożycia płynów, ale pamiętaj również o
  innych czynnikach, które mogą
  zwiększyć zapotrzebowanie na płyny,
  takich jak aktywność fizyczna, upały lub
  niektóre schorzenia.
- **Kolor moczu:** Monitoruj kolor moczu
  jako wskaźnik stanu nawodnienia.
  Jasnożółty mocz ogólnie wskazuje na
  odpowiednie nawodnienie, podczas gdy
  ciemniejszy mocz może sugerować
  odwodnienie i potrzebę picia większej
  ilości płynów.

**Wskazówki dotyczące zwiększenia spożycia
płynów**

- **Pij wodę regularnie:** Wybierz wodę
  jako główny napój i pij ją przez cały
  dzień. Miej przy sobie butelkę
  wielokrotnego użytku, aby przypominać
  sobie o regularnym piciu.
- **Napoje smakowe:** Dodaj do wody
  naturalne smaki, takie jak plasterki
  cytrusów, jagody, ogórek lub mięta, aby
  urozmaicić smak i zachęcić do picia.
- **Herbaty ziołowe:** Ciesz się herbatami
  ziołowymi, takimi jak mięta pieprzowa,
  rumianek lub herbata imbirowa, które
  mogą zapewnić nawodnienie wraz z
  potencjalnymi korzyściami zdrowotnymi.

- **Soki owocowe i warzywne:** Uwzględnij soki owocowe i warzywne jako część spożywanych płynów, ale pamiętaj o dodanych cukrach i ogranicz spożycie słodzonych napojów.
- **Pokarmy nawadniające:** Spożywaj pokarmy o wysokiej zawartości wody, takie jak owoce (np. arbuz, pomarańcze, winogrona) i warzywa (np. ogórek, seler, sałata), aby zwiększyć spożycie płynów, a jednocześnie uzyskać niezbędne składniki odżywcze.
- **Zupy i buliony:** Włącz zupy, buliony i gulasze nawadniające do posiłków, szczególnie w chłodniejsze dni, aby zwiększyć spożycie płynów i urozmaicić dietę.

Uwagi specjalne

- **Nudności i wymioty:** Jeśli doświadczasz nudności i wymiotów, skup się na spożywaniu małych, częstych łyków wody przez cały dzień, aby pozostać nawodnionym. Herbata imbirowa lub woda z dodatkiem imbiru mogą również pomóc złagodzić nudności.
- **Spożycie kofeiny:** Ogranicz spożycie napojów zawierających kofeinę, takich jak kawa, herbata i napoje gazowane, ponieważ nadmierne spożycie kofeiny może mieć działanie moczopędne i przyczyniać się do odwodnienia.

- **Unikanie alkoholu:** Całkowicie unikaj alkoholu w czasie ciąży, ponieważ może on uszkodzić rozwijający się płód i zwiększyć ryzyko wad wrodzonych i innych niekorzystnych skutków.

Wnioski

Utrzymanie odpowiedniego nawodnienia jest niezbędne dla zdrowia matki i rozwoju płodu w czasie ciąży. Przestrzegając zaleceń dotyczących nawodnienia i wdrażając praktyczne wskazówki dotyczące zwiększania spożycia płynów, kobiety w ciąży mogą zapewnić, że zaspokajają swoje zwiększone zapotrzebowanie na płyny i promują optymalne wyniki ciąży. Słuchaj sygnałów pragnienia swojego ciała, monitoruj kolor moczu i traktuj nawodnienie jako integralną część rutynowej opieki prenatalnej.

Rozdział 9: Odżywianie po porodzie

Wprowadzenie do odżywiania po porodzie

Okres poporodowy to krytyczny czas dla powrotu do zdrowia matki i rozpoczęcia karmienia piersią, co sprawia, że prawidłowe odżywianie jest niezbędne zarówno dla zdrowia matki, jak i dobrego samopoczucia noworodka. W tym rozdziale zagłębimy się w znaczenie odżywiania po porodzie, w tym zalecenia dla matek karmiących piersią i strategie wspierania powrotu do zdrowia po porodzie.

Potrzeby żywieniowe w okresie poporodowym

- **Zwiększone zapotrzebowanie na energię:** Okres poporodowy charakteryzuje się zwiększonym zapotrzebowaniem na energię ze względu na karmienie piersią, naprawę tkanek i wahania hormonalne. Matki karmiące piersią potrzebują dodatkowych kalorii, aby wspierać produkcję mleka i utrzymać własny poziom energii.
- **Uzupełnianie składników odżywczych:** Składniki odżywcze, takie jak żelazo, wapń, witamina D i kwasy tłuszczowe omega-3, są szczególnie ważne w okresie poporodowym w celu uzupełnienia zapasów matczynych i wspierania ogólnego stanu zdrowia i dobrego samopoczucia.
- **Nawodnienie:** Odpowiednie nawodnienie ma kluczowe znaczenie w okresie poporodowym, szczególnie dla

matek karmiących piersią, ponieważ zapotrzebowanie na płyny wzrasta, aby wspierać produkcję mleka i zapobiegać odwodnieniu.

Zalecenia żywieniowe dla matek karmiących piersią

- **Spożycie kalorii:** Matki karmiące piersią powinny dążyć do spożywania dodatkowych 300-500 kalorii dziennie powyżej ich zapotrzebowania na energię przed ciążą, aby wspierać produkcję mleka i zdrowie matki.
- **Pokarmy bogate w składniki odżywcze:** Skoncentruj się na spożywaniu pokarmów bogatych w składniki odżywcze, takich jak owoce, warzywa, produkty pełnoziarniste, chude białka i zdrowe tłuszcze, aby zaspokoić zwiększone potrzeby żywieniowe, zapewniając jednocześnie optymalne odżywianie dla dziecka.
- **Kwasy tłuszczowe omega-3:** Włącz do swojej diety źródła kwasów tłuszczowych omega-3, takie jak tłuste ryby (np. łosoś, sardynki), siemię lniane, nasiona chia i orzechy włoskie, aby wspierać rozwój mózgu i funkcje odpornościowe zarówno u matki, jak i dziecka.
- **Nawodnienie:** Pij dużo płynów w ciągu dnia, przy czym woda jest najlepszym wyborem. Staraj się pić do pragnienia i

zwracaj uwagę na kolor moczu jako
wskaźnik stanu nawodnienia.

Powrót do zdrowia po porodzie

- **Pokarmy bogate w składniki
  odżywcze:** Spożywaj pokarmy bogate
  w składniki odżywcze, które wspierają
  naprawę tkanek i uzupełniają matczyne
  zapasy witamin i minerałów.
  Skoncentruj się na spożywaniu
  pokarmów bogatych w żelazo, wapń,
  witaminę C i białko, aby wspomóc
  gojenie i regenerację.
- **Pokarmy bogate w żelazo:** Włącz
  pokarmy bogate w żelazo, takie jak
  chude mięso, drób, ryby, wzbogacone
  zboża, rośliny strączkowe i zielone
  warzywa liściaste, aby uzupełnić zapasy
  żelaza wyczerpane podczas porodu i
  zapobiec anemii poporodowej.
- **Źródła wapnia:** Włącz do swojej diety
  pokarmy bogate w wapń, takie jak
  produkty mleczne, wzbogacone
  alternatywy produktów mlecznych,
  zielone warzywa liściaste i pokarmy
  wzbogacone w wapń, aby wspierać
  zdrowie kości i zapobiegać
  wyczerpywaniu się wapnia.
- **Spożycie białka:** Zapewnij odpowiednie
  spożycie białka ze źródeł takich jak
  chude mięso, drób, ryby, jaja, produkty
  mleczne, rośliny strączkowe, orzechy i

nasiona, aby wspierać naprawę tkanek i regenerację mięśni.

Uwagi specjalne

- **Ograniczenia dietetyczne:** Jeśli masz jakiekolwiek ograniczenia dietetyczne lub alergie pokarmowe, współpracuj z lekarzem lub zarejestrowanym dietetykiem, aby upewnić się, że zaspokajasz swoje potrzeby żywieniowe przy jednoczesnym uwzględnieniu preferencji lub ograniczeń dietetycznych.
- **Suplementacja:** Rozważ kontynuowanie przyjmowania witamin prenatalnych lub określonych suplementów, takich jak żelazo lub kwasy tłuszczowe omega-3, w okresie poporodowym, aby zaspokoić bieżące potrzeby żywieniowe.
- **Szukanie wsparcia:** Skontaktuj się z konsultantem laktacyjnym, pracownikiem służby zdrowia lub grupą wsparcia w celu uzyskania wskazówek i wsparcia w zakresie karmienia piersią, odżywiania i powrotu do zdrowia po porodzie. Nie wahaj się poprosić o pomoc, jeśli masz trudności lub pytania dotyczące diety lub karmienia piersią.

Podsumowanie

Prawidłowe odżywianie w okresie poporodowym ma zasadnicze znaczenie dla powrotu matki do zdrowia, powodzenia karmienia piersią i ogólnego samopoczucia. Skupiając się na pokarmach bogatych w składniki odżywcze, pozostając nawodnionym i szukając wsparcia w razie potrzeby, matki mogą wspierać własne zdrowie i zapewnić optymalne odżywianie swoim dzieciom w tym ważnym czasie. Wsłuchaj się w sygnały swojego ciała, nadaj priorytet opiece nad sobą i pamiętaj, że odżywianie się jest kluczem do opieki nad noworodkiem.

Rozdział 10: Uważne jedzenie i dbanie o siebie w czasie ciąży

Wprowadzenie do uważnego jedzenia i dbania o siebie

Uważne jedzenie i dbanie o siebie są istotnymi elementami zdrowej ciąży, wspierającymi zarówno fizyczne, jak i emocjonalne samopoczucie zarówno matki, jak i dziecka. W tym rozdziale zbadamy znaczenie uważności w odniesieniu do jedzenia i praktyk samoopieki w czasie ciąży, zapewniając praktyczne strategie włączenia tych zasad do codziennego życia.

Uważne jedzenie podczas ciąży

- **Świadomość głodu i sytości:** Ćwicz dostrajanie się do sygnałów głodu i sytości swojego ciała, jedząc, gdy jesteś głodny i przestając, gdy jesteś zadowolony. Unikaj jedzenia z nudów, stresu lub innych emocjonalnych wyzwalaczy.
- **Smakowanie jedzenia:** Poświęć czas na delektowanie się i docenianie każdego kęsa jedzenia, zwracając uwagę na smaki, tekstury i doznania. Powolne i uważne jedzenie może zwiększyć przyjemność z posiłków i promować satysfakcję.
- **Jedzenie emocjonalne:** Zwróć uwagę na emocjonalne wzorce jedzenia i znajdź alternatywne sposoby radzenia sobie z emocjami, takimi jak stres, niepokój lub nuda. Angażuj się w czynności takie jak głębokie oddychanie, medytacja lub delikatne ćwiczenia, aby radzić sobie z emocjami bez sięgania po jedzenie.
- **Połączenie z jedzeniem:** Pielęgnuj głębsze połączenie z jedzeniem, które spożywasz, dowiadując się, skąd pochodzi, jak jest uprawiane lub produkowane oraz jakie korzyści odżywcze zapewnia. Wybieraj pełnowartościową, minimalnie przetworzoną żywność, gdy tylko jest to

możliwe, aby odżywiać swoje ciało i wspierać optymalne zdrowie.

Praktyki samoopieki podczas ciąży

- **Aktywność fizyczna:** Zaangażuj się w regularną aktywność fizyczną, która jest bezpieczna i odpowiednia dla ciąży, taką jak spacery, pływanie, joga prenatalna lub delikatne rozciąganie. Ćwiczenia nie tylko wspierają zdrowie fizyczne, ale także poprawiają nastrój i zmniejszają stres.
- **Odpoczynek i relaks:** Priorytetowo traktuj odpoczynek i relaks, włączając do codziennej rutyny techniki relaksacyjne, takie jak głębokie oddychanie, medytacja lub progresywna relaksacja mięśni. Odpowiedni odpoczynek jest niezbędny do uzupełnienia poziomu energii i wspierania ogólnego samopoczucia.
- **Rytuały pielęgnacyjne:** Zafunduj sobie regularne rytuały pielęgnacyjne, takie jak ciepłe kąpiele, masaże prenatalne lub kojące zabiegi pielęgnacyjne. Poświęcenie czasu na rozpieszczanie siebie może pomóc złagodzić stres, promować relaks i zwiększyć poczucie miłości własnej i uznania.
- **Połączenie z innymi:** Szukaj wsparcia społecznego i połączenia z bliskimi, przyjaciółmi lub grupami wsparcia podczas ciąży. Dziel się swoimi

przemyśleniami, uczuciami i doświadczeniami z innymi, którzy mogą zapewnić empatię, zachętę i zrozumienie.

- **Praktyki umysłu i ciała:** Poznaj praktyki umysłu i ciała, takie jak medytacja uważności, obrazowanie kierowane lub prenatalne zajęcia mindfulness, aby kultywować poczucie spokoju i obecności podczas ciąży. Praktyki te mogą pomóc zmniejszyć niepokój, zwiększyć odporność i promować dobre samopoczucie emocjonalne.

Integracja uważnego jedzenia i dbania o siebie

- **Rytuały związane z posiłkami:** Stwórz środowisko sprzyjające uważnemu jedzeniu, ustanawiając rytuały związane z posiłkami, takie jak staranne nakrywanie do stołu, zapalanie świec lub odtwarzanie kojącej muzyki. Zaangażuj się w rozmowę i nawiąż kontakt z członkami rodziny lub bliskimi podczas posiłków.

Podsumowanie

Uważne jedzenie i praktyki samoopieki są potężnymi narzędziami do promowania dobrego samopoczucia fizycznego i emocjonalnego w czasie ciąży. Włączając uważność do nawyków żywieniowych i nadając priorytet praktykom samoopieki, kobiety w ciąży mogą odżywiać swoje ciała, umysły i duchy, kładąc podwaliny pod zdrową i satysfakcjonującą podróż w ciąży. Pamiętaj, aby słuchać potrzeb swojego ciała, szanować swoje emocje i podchodzić do każdego dnia z życzliwością i współczuciem dla siebie.

Rozdział 11: Konsultacje z pracownikami służby zdrowia podczas ciąży

Wprowadzenie do konsultacji z pracownikami służby zdrowia

Konsultacje z pracownikami służby zdrowia, w tym położnikami, położnymi i zarejestrowanymi dietetykami, są niezbędne dla zapewnienia optymalnego zdrowia matki i płodu w czasie ciąży. W tym rozdziale podkreślimy znaczenie poszukiwania spersonalizowanych porad żywieniowych i wskazówek od pracowników służby zdrowia przez cały okres ciąży.

Rola położników i położnych

- **Opieka prenatalna:** Położnicy i położne odgrywają kluczową rolę w zapewnianiu opieki prenatalnej i monitorowaniu postępów ciąży. Regularne wizyty prenatalne pozwalają lekarzom ocenić stan zdrowia matki i płodu, rozwiązać wszelkie obawy lub komplikacje oraz zapewnić wskazówki dotyczące zdrowej ciąży.
- **Monitorowanie medyczne:** Położnicy i położne monitorują kluczowe wskaźniki, takie jak przyrost masy ciała matki, ciśnienie krwi, wzrost płodu i tętno płodu, aby upewnić się, że zarówno matka, jak i dziecko rozwijają się zgodnie z oczekiwaniami. Mogą również wykonywać rutynowe badania prenatalne i testy diagnostyczne w celu wykrycia i leczenia wszelkich potencjalnych problemów.
- **Wsparcie edukacyjne:** Pracownicy służby zdrowia oferują wsparcie edukacyjne i zasoby, aby pomóc kobietom w ciąży zrozumieć ich potrzeby żywieniowe, radzić sobie z objawami ciąży oraz przygotować się do porodu i rodzicielstwa. Mogą oni odpowiedzieć na pytania i wątpliwości związane z dietą, ćwiczeniami, przyrostem masy ciała i ogólnym samopoczuciem.

Rola zarejestrowanych dietetyków

- **Ocena żywieniowa:** Zarejestrowani dietetycy (RD) to przeszkoleni eksperci w dziedzinie żywienia, którzy mogą przeprowadzić kompleksową ocenę spożycia pokarmu, stanu odżywienia i historii zdrowia kobiety w ciąży. Mogą zidentyfikować wszelkie niedobory składników odżywczych lub brak równowagi i zapewnić spersonalizowane zalecenia w celu optymalizacji odżywiania matki i płodu.
- **Indywidualne doradztwo:** Dietetycy oferują zindywidualizowane doradztwo żywieniowe i wskazówki dostosowane do konkretnych potrzeb, preferencji i celów zdrowotnych każdej kobiety. Mogą pomóc kobietom w ciąży w radzeniu sobie z ograniczeniami dietetycznymi, alergiami lub nietolerancjami pokarmowymi, kulturowymi lub religijnymi praktykami żywieniowymi i innymi wyjątkowymi względami.
- **Edukacja żywieniowa:** RD zapewniają opartą na dowodach edukację żywieniową na takie tematy, jak witaminy prenatalne, żywność bogata w składniki odżywcze, nawodnienie, zarządzanie wagą i specjalne względy dietetyczne podczas ciąży. Umożliwiają kobietom dokonywanie świadomych wyborów dotyczących diety i stylu życia w celu wspierania zdrowej ciąży.

- **Opieka oparta na współpracy:**
  Dietetycy współpracują z położnikami,
  położnymi i innymi członkami zespołu
  opieki zdrowotnej w celu zapewnienia
  skoordynowanej i kompleksowej opieki
  dla kobiet w ciąży. Regularnie
  komunikują się z innymi
  świadczeniodawcami opieki zdrowotnej,
  aby dzielić się informacjami,
  koordynować interwencje i
  optymalizować wyniki dla matki i
  dziecka.

Znaczenie współpracy

- **Holistyczne podejście:** Współpraca
  między położnikami, położnymi i
  zarejestrowanymi dietetykami zapewnia
  holistyczne podejście do opieki nad
  ciężarną, która zaspokaja zarówno
  potrzeby medyczne, jak i żywieniowe.
  To multidyscyplinarne podejście
  uwzględnia wzajemne powiązania
  czynników fizycznych, emocjonalnych i
  społecznych, które wpływają na zdrowie
  matki i płodu.
- **Spersonalizowana opieka:** Konsultując
  się z pracownikami służby zdrowia,
  kobiety w ciąży mogą otrzymać
  spersonalizowane porady żywieniowe i
  wskazówki dostosowane do ich
  indywidualnych potrzeb i okoliczności.
  Takie spersonalizowane podejście
  pomaga zoptymalizować odżywianie

matki, wspierać rozwój płodu i
promować ogólne samopoczucie
podczas ciąży.

- **Wczesna interwencja:** Konsultacje z
pracownikami służby zdrowia na
wczesnym etapie ciąży pozwalają na
wczesne wykrycie i leczenie wszelkich
niedoborów żywieniowych, powikłań
ciążowych lub innych problemów
zdrowotnych. Wczesna interwencja
może pomóc w zapobieganiu lub
łagodzeniu potencjalnych zagrożeń i
poprawie wyników ciąży.

- **Ciągłość opieki:** Nawiązanie relacji z
pracownikami służby zdrowia na
wczesnym etapie ciąży promuje
ciągłość opieki przez cały okres
prenatalny, poród i powrót do zdrowia
po porodzie. Ciągłość opieki zapewnia,
że kobiety otrzymują spójne wsparcie,
monitorowanie i wskazówki od
zaufanych pracowników służby zdrowia
na każdym etapie ciąży.

Wnioski

Konsultacje z pracownikami służby zdrowia, w
tym położnikami, położnymi i zarejestrowanymi
dietetykami, mają kluczowe znaczenie dla
zapewnienia zdrowej i udanej ciąży. Szukając
spersonalizowanych porad żywieniowych i
wskazówek od wykwalifikowanych ekspertów,
kobiety w ciąży mogą uzyskać dostęp do
wsparcia, zasobów i edukacji, których

potrzebują, aby zoptymalizować swoje zdrowie i dobre samopoczucie dla siebie i swoich dzieci. Pamiętaj, aby priorytetowo traktować regularną opiekę prenatalną, otwartą komunikację z pracownikami służby zdrowia i współpracę między członkami zespołu opieki zdrowotnej w celu promowania najlepszych możliwych wyników dla matki i dziecka.

Rozdział 12: Planowanie posiłków i przepisy dla kobiet w ciąży

Wprowadzenie do planowania posiłków

Planowanie posiłków jest istotnym aspektem utrzymania zdrowej diety w czasie ciąży, zapewniając kobietom w ciąży zaspokojenie ich zwiększonych potrzeb żywieniowych, jednocześnie ciesząc się pysznymi i satysfakcjonującymi posiłkami. W tym rozdziale przedstawimy przykładowe plany posiłków i przepisy dostosowane do potrzeb żywieniowych kobiet w ciąży, w tym opcje dla różnych preferencji żywieniowych i ograniczeń.

Uwagi dotyczące odżywiania w czasie ciąży

- **Makroskładniki odżywcze:**
  Zbilansowana dieta w ciąży powinna
  zawierać odpowiednie ilości
  węglowodanów, białek i tłuszczów, aby
  wspierać zdrowie matki i rozwój płodu.
  Należy dążyć do różnorodności
  bogatych w składniki odżywcze źródeł
  każdego makroskładnika, aby zapewnić
  kompleksowe odżywianie.
- **Mikroskładniki odżywcze:** Zwróć
  uwagę na kluczowe mikroskładniki
  odżywcze, takie jak kwas foliowy,
  żelazo, wapń, witamina D i kwasy
  tłuszczowe omega-3, które są
  szczególnie ważne w czasie ciąży.
  Włącz pokarmy bogate w te składniki
  odżywcze do swoich posiłków, aby
  wspierać zdrowie matki i płodu.
- **Nawodnienie:** Utrzymuj nawodnienie
  poprzez picie dużej ilości płynów w
  ciągu dnia, przy czym najlepszym
  wyborem jest woda. Staraj się spożywać
  co najmniej 8-10 szklanek płynów
  dziennie, oprócz płynów pochodzących
  z żywności i innych napojów.

Przykładowe plany posiłków

Poniżej znajdują się przykładowe plany posiłków
dla kobiet w ciąży, opracowane w celu
zapewnienia zrównoważonego odżywiania i

zaspokojenia zwiększonego zapotrzebowania na energię i składniki odżywcze w czasie ciąży.

Przykładowy plan posiłków 1: Zbilansowana dieta

- Śniadanie: Jogurt grecki z jagodami i migdałami
- Przekąska: Plasterki jabłka z masłem orzechowym
- Lunch: Sałatka z komosy ryżowej z mieszanką warzyw, ciecierzycą i serem feta
- Przekąska: Paluszki marchewkowe z hummusem
- Kolacja: Grillowany łosoś z pieczonymi słodkimi ziemniakami i brokułami gotowanymi na parze

Przykładowy plan posiłków 2: Dieta wegetariańska

- Śniadanie: Omlet ze szpinakiem i fetą z tostem pełnoziarnistym
- Przekąska: Jogurt grecki z granolą i pokrojonym w plasterki bananem
- Lunch: Zupa z soczewicy z bułką pełnoziarnistą i zieloną sałatą
- Przekąska: Trail mix z suszonymi owocami i orzechami
- Kolacja: Tofu stir-fry z brązowym ryżem i mieszanką warzyw

Przykładowy plan posiłków 3: Dieta wegańska

- Śniadanie: Płatki owsiane na noc z mlekiem migdałowym, nasionami chia i mieszanką jagód
- Przekąska: Domowe kulki energetyczne z daktyli, orzechów i kakao w proszku
- Lunch: Wrap sałatkowy z ciecierzycy z awokado, sałatą i pomidorem
- Przekąska: Pokrojony ogórek z tahini
- Kolacja: Curry z soczewicy z komosą ryżową i gotowanym na parze szpinakiem

Przepisy

Poniżej znajdują się przepisy na pożywne i smaczne posiłki odpowiednie dla kobiet w ciąży:

- **Sałatka z komosy ryżowej z mieszanymi warzywami i ciecierzycą**
  - Składniki:
    - ✓ Ugotowana komosa ryżowa
    - ✓ Mieszane warzywa (papryka, ogórki, pomidory itp.)
    - ✓ Ugotowana ciecierzyca
    - ✓ Ser feta (opcjonalnie)
    - ✓ Oliwa z oliwek
    - ✓ Sok z cytryny
    - ✓ Sól i pieprz do smaku

- o   Instrukcje: Połącz ugotowaną komosę ryżową, mieszankę warzyw i ciecierzycę w misce. Skropić oliwą z oliwek i sokiem z cytryny, a następnie doprawić solą i pieprzem. W razie potrzeby posypać serem feta.

- **Tofu stir-fry z brązowym ryżem i mieszanymi warzywami**
  - o   Składniki:
    - ✓   Jędrne tofu, pokrojone w kostkę
    - ✓   Mieszane warzywa (papryka, brokuły, marchew itp.)
    - ✓   Sos sojowy
    - ✓   Czosnek, mielony
    - ✓   Imbir, starty
    - ✓   Ugotowany brązowy ryż
  - o   Instrukcje: Na patelni podsmażyć kostki tofu na złoty kolor. Dodać mieszankę warzyw, czosnek i imbir i gotować, aż warzywa zmiękną. Skropić sosem sojowym i podawać z ugotowanym brązowym ryżem.

- **Wrap sałatkowy z ciecierzycy i awokado**
  - o   Składniki:
    - ✓   Ciecierzyca z puszki, odsączona i opłukana
    - ✓   Mieszanka sałat

- ✓ Awokado, pokrojone w plasterki
  - ✓ Wrapy pełnoziarniste
  - ✓ Hummus
- o Instrukcje: Ciecierzycę rozgnieść widelcem i wymieszać z hummusem. Rozłóż mieszankę ciecierzycy na wrapsach pełnoziarnistych. Na wierzchu ułożyć mieszankę sałat i pokrojone awokado. Zwiń wrapy i podawaj.

- **Miska z łososiem i komosą ryżową**
  - o Składniki:
    - ✓ Ugotowana komosa ryżowa
    - ✓ Grillowany lub pieczony filet z łososia
    - ✓ Różyczki brokuła gotowane na parze
    - ✓ Pokrojone awokado
    - ✓ Kawałki cytryny
    - ✓ Oliwa z oliwek
    - ✓ Sól i pieprz do smaku
  - o Instrukcje: W misce ułożyć ugotowaną komosę ryżową, grillowanego lub pieczonego łososia, gotowane na parze brokuły i pokrojone awokado. Skropić oliwą z oliwek, wycisnąć świeży sok z cytryny i doprawić solą i pieprzem.

- **Smażone warzywa z tofu**
  - o Składniki:

- ✓ Jędrne tofu, pokrojone w kostkę
- ✓ Mieszane warzywa (papryka, groszek cukrowy, marchew itp.)
- ✓ Sos sojowy
- ✓ Czosnek, mielony
- ✓ Imbir, starty
- ✓ Olej sezamowy
- ✓ Ugotowany ryż lub makaron
- o Instrukcje: W woku lub na patelni podsmażyć kostki tofu, aż lekko się zrumienią. Dodać mieszankę warzyw, czosnek i imbir i smażyć, aż warzywa będą miękkie i chrupiące. Skropić sosem sojowym i olejem sezamowym i podawać z ugotowanym ryżem lub makaronem.

- **Sałatka z mango i awokado**
  - o Składniki:
    - ✓ Mieszanka sałat
    - ✓ Dojrzałe mango, pokrojone w kostkę
    - ✓ Awokado, pokrojone w kostkę
    - ✓ Czerwona cebula, cienko pokrojona
    - ✓ Pomidorki koktajlowe, przepołowione
    - ✓ Prażone pestki dyni (opcjonalnie)

✓ Winegret balsamiczny
o Instrukcje: Wymieszać zieloną sałatę z pokrojonym w kostkę mango, awokado, pokrojoną w plasterki czerwoną cebulą i przekrojonymi na pół pomidorkami koktajlowymi. Przed podaniem posypać prażonymi pestkami dyni i skropić balsamicznym winegretem.

- **Tacos z czarną fasolą i słodkimi ziemniakami**
  o Składniki:
    - ✓ Tortille kukurydziane
    - ✓ Czarna fasola w puszce, odsączona i opłukana
    - ✓ Pieczone słodkie ziemniaki, pokrojone w kostkę
    - ✓ Pokrojone awokado
    - ✓ Salsa lub pico de gallo
    - ✓ Świeże liście kolendry
    - ✓ Kawałki limonki
  o Instrukcje: Tortille kukurydziane podgrzać i wypełnić czarną fasolą, pieczonymi słodkimi ziemniakami, pokrojonym awokado i salsą lub pico de gallo. Udekoruj świeżymi liśćmi kolendry i podawaj z kawałkami limonki do wyciśnięcia.

- **Parfait z jogurtu greckiego z jagodami i granolą**
  o Składniki:
    - ✓ Jogurt grecki

- ✓ Mieszanka owoców jagodowych (truskawki, jagody, maliny)
  - ✓ Granola
  - ✓ Miód lub syrop klonowy (opcjonalnie)
  - o Instrukcje: Ułóż jogurt grecki, mieszankę jagód i granolę w szklance lub misce, aby stworzyć parfait. W razie potrzeby skropić miodem lub syropem klonowym dla dodania słodyczy.

- **Zupa z warzyw i soczewicy**
  - o Składniki:
    - ✓ 1 filiżanka suszonej soczewicy
    - ✓ 4 szklanki bulionu warzywnego
    - ✓ 1 cebula, pokrojona w kostkę
    - ✓ 2 marchewki, pokrojone w kostkę
    - ✓ 2 łodygi selera, pokrojone w kostkę
    - ✓ 2 ząbki czosnku, rozdrobnione
    - ✓ 1 łyżeczka suszonego tymianku
    - ✓ 1 łyżeczka suszonego oregano
    - ✓ Sól i pieprz do smaku
    - ✓ Świeża pietruszka, posiekana (do dekoracji)

- o   Instrukcje: W dużym garnku wymieszać soczewicę, bulion warzywny, cebulę, marchew, seler, czosnek, tymianek i oregano. Doprowadzić do wrzenia, a następnie zmniejszyć ogień i gotować na wolnym ogniu przez 20-25 minut lub do miękkości soczewicy. Doprawić solą i pieprzem do smaku. Podawać gorące, udekorowane świeżą natką pietruszki.

- **Quesadillas ze słodkich ziemniaków i czarnej fasoli**
- Składniki:
  - o   2 duże słodkie ziemniaki, obrane i pokrojone w kostkę
  - o   1 puszka czarnej fasoli, odsączona i opłukana
  - o   1 łyżeczka mielonego kminku
  - o   1/2 łyżeczki chili w proszku
  - o   1/2 łyżeczki papryki
  - o   Sól i pieprz do smaku
  - o   4 duże tortille pełnoziarniste
  - o   1 szklanka rozdrobnionego sera (cheddar lub Monterey Jack)
  - o   Oliwa z oliwek (do gotowania)
- Instrukcje: Ugotować słodkie ziemniaki na parze do miękkości. W dużej misce rozgnieść słodkie ziemniaki z czarną fasolą, kminkiem, chili w proszku, papryką, solą i pieprzem. Rozłóż mieszaninę równomiernie na połowie

każdej tortilli, a następnie posyp rozdrobnionym serem. Złożyć tortille na pół, aby zamknąć nadzienie. Rozgrzać oliwę z oliwek na patelni na średnim ogniu, a następnie smażyć quesadillas przez 2-3 minuty z każdej strony, aż do uzyskania złotobrązowego koloru i stopienia sera. Podawać ciepłe, pokrojone w plastry.

- **Pasta Primavera**
- Składniki:
  - 8 uncji makaronu pełnoziarnistego (np. penne lub fusilli)
  - 2 łyżki oliwy z oliwek
  - 2 ząbki czosnku, mielone
  - 1 cebula, pokrojona w kostkę
  - 2 marchewki, pokrojone w plasterki
  - 1 papryka, pokrojona w kostkę
  - 1 cukinia, pokrojona w kostkę
  - 1 szklanka pomidorków koktajlowych, przepołowionych
  - 1/2 szklanki bulionu warzywnego
  - 1/4 szklanki startego parmezanu
  - Świeże liście bazylii, posiekane (do dekoracji)
- Instrukcje: Ugotować makaron zgodnie z instrukcją na opakowaniu. W międzyczasie rozgrzać oliwę z oliwek na dużej patelni na średnim ogniu. Dodaj czosnek i cebulę i smaż, aż zmiękną. Dodać marchewkę, paprykę i cukinię i gotować do miękkości. Dodać pomidorki koktajlowe i bulion warzywny i gotować

na wolnym ogniu przez 2-3 minuty.
Ugotowany makaron wymieszać z
warzywami, a przed podaniem posypać
startym parmezanem i świeżą bazylią.

- **Sałatka owocowo-orzechowa z dressingiem miodowo-cytrynowym**
- Składniki:
  - Mieszanka sałat
  - Truskawki w plasterkach
  - Jagody
  - Migdały w plasterkach
  - Suszona żurawina
  - Pokruszony ser feta
  - Do dressingu:
    - 2 łyżki oliwy z oliwek
    - 1 łyżka miodu
    - 1 łyżka soku z limonki
    - 1/2 łyżeczki musztardy Dijon
    - Sól i pieprz do smaku
- Instrukcje: W małej misce wymieszać oliwę z oliwek, miód, sok z limonki, musztardę Dijon, sól i pieprz, aby przygotować dressing. W dużej misce wymieszać zieloną sałatę, pokrojone truskawki, jagody, migdały, suszoną żurawinę i pokruszony ser feta. Skropić dressingiem miodowo-cytrynowym tuż przed podaniem.

- **Śródziemnomorska sałatka z ciecierzycy**
- Składniki:

- o 1 puszka ciecierzycy, odsączona i opłukana
  - o 1 ogórek, pokrojony w kostkę
  - o 1 papryka, pokrojona w kostkę
  - o 1/4 czerwonej cebuli, cienko pokrojona
  - o 1/2 szklanki pomidorków koktajlowych, przepołowionych
  - o 1/4 szklanki oliwek Kalamata, pokrojonych w plasterki
  - o 2 łyżki pokruszonego sera feta
  - o 2 łyżki oliwy z oliwek z pierwszego tłoczenia
  - o 1 łyżka czerwonego octu winnego
  - o 1 łyżeczka suszonego oregano
  - o Sól i pieprz do smaku
- Instrukcje: W dużej misce wymieszać ciecierzycę, ogórka, paprykę, czerwoną cebulę, pomidorki koktajlowe i oliwki Kalamata. W małej misce wymieszaj oliwę z oliwek, ocet z czerwonego wina, suszone oregano, sól i pieprz, aby przygotować dressing. Skropić dressingiem sałatkę i wymieszać. Przed podaniem posypać pokruszonym serem feta.

- **Smażone tofu inspirowane kuchnią azjatycką**
- Składniki:
  - o 1 blok twardego tofu, odciśnięty i pokrojony w kostkę

- o 2 filiżanki mieszanki warzyw (brokuły, papryka, groszek, marchew itp.)
  - o 2 ząbki czosnku, mielone
  - o 1 łyżka stołowa startego imbiru
  - o 2 łyżki sosu sojowego
  - o 1 łyżka stołowa sosu hoisin
  - o 1 łyżka oleju sezamowego
  - o Ugotowany ryż lub makaron do podania
  - o Nasiona sezamu i posiekana zielona cebulka do dekoracji
- Instrukcje: W woku lub na patelni rozgrzać olej sezamowy na średnim ogniu. Dodaj pokrojone w kostkę tofu i smaż na złoty kolor ze wszystkich stron. Wyjąć tofu z patelni i odstawić na bok. Na tej samej patelni dodać warzywa, czosnek i imbir. Smażyć, aż warzywa będą miękkie i chrupiące. Przełożyć tofu na patelnię i dodać sos sojowy oraz sos hoisin. Gotować przez kolejne 1-2 minuty, mieszając do równomiernego pokrycia. Podawać na ugotowanym ryżu lub makaronie, udekorowane ziarnami sezamu i posiekaną zieloną cebulką.

- **Awokado nadziewane Caprese**
- Składniki:
  - o Dojrzałe awokado, przepołowione i pozbawione pestki
  - o Pomidorki koktajlowe, przepołowione

- o Świeży ser mozzarella, pokrojony w kostkę
  - o Świeże liście bazylii, porwane
  - o Glazura balsamiczna do skropienia
  - o Sól i pieprz do smaku
- Instrukcje: Z każdej połówki awokado wydrążyć odrobinę miąższu, tworząc wgłębienie. Wypełnij każdą połówkę awokado pomidorkami koktajlowymi, świeżym serem mozzarella i porwanymi liśćmi bazylii. Skropić polewą balsamiczną i doprawić solą i pieprzem do smaku. Podawać natychmiast jako lekką i orzeźwiającą przystawkę lub przekąskę.

- **Mango Coconut Chia Pudding**
- Składniki:
  - o 1/4 szklanki nasion chia
  - o 1 szklanka mleka kokosowego
  - o 1 dojrzałe mango, pokrojone w kostkę
  - o 2 łyżki rozdrobnionego kokosa (opcjonalnie)
  - o Miód lub syrop klonowy dla słodyczy (opcjonalnie)
- Instrukcje: W misce wymieszaj nasiona chia i mleko kokosowe. Odstawić na 5 minut, a następnie ponownie wymieszać, aby zapobiec tworzeniu się grudek. Przykryć i odstawić do lodówki na co najmniej 2 godziny lub na całą noc, aż zgęstnieje. Przed podaniem ułożyć pudding chia z pokrojonym w

kostkę mango w szklankach lub
słoikach. Opcjonalnie posypać
rozdrobnionym kokosem i skropić
miodem lub syropem klonowym dla
nadania słodyczy.

- **Miska quinoa z pieczonymi
  warzywami**
- Składniki:
  - 1 szklanka komosy ryżowej,
    opłukanej
  - 2 szklanki mieszanki warzyw (takich
    jak papryka, cukinia, bakłażan i
    pomidorki koktajlowe), posiekanych
  - 2 łyżki oliwy z oliwek
  - 2 ząbki czosnku, mielone
  - 1 łyżeczka suszonego tymianku
  - Sól i pieprz do smaku
  - Świeża pietruszka, posiekana (do
    dekoracji)
- Instrukcje:
  - Rozgrzej piekarnik do 400°F
    (200°C).
  - W misce wymieszaj warzywa z
    oliwą z oliwek, mielonym
    czosnkiem, suszonym tymiankiem,
    solą i pieprzem, aż do
    równomiernego pokrycia.
  - Rozłóż warzywa w jednej warstwie
    na blasze do pieczenia. Piecz w
    rozgrzanym piekarniku przez 20-25
    minut lub do miękkości i lekkiego
    skarmelizowania.

- o   W międzyczasie ugotować komosę ryżową zgodnie z instrukcją na opakowaniu.
- o   Aby przygotować miseczki z komosą ryżową, rozłóż ugotowaną komosę ryżową do miseczek i posyp pieczonymi warzywami. Przed podaniem udekorować posiekaną świeżą natką pietruszki.

- **Sałatka sezamowo-imbirowa z tofu**
- Składniki:
  - o   1 blok twardego tofu, odciśnięty i pokrojony w kostkę
  - o   4 filiżanki mieszanki sałat
  - o   1 ogórek, pokrojony w plasterki
  - o   1 marchewka, poszarpana
  - o   1/4 szklanki pokrojonych migdałów
  - o   2 łyżki nasion sezamu
  - o   Do dressingu:
    - ✓   2 łyżki sosu sojowego
    - ✓   1 łyżka stołowa octu ryżowego
    - ✓   1 łyżka stołowa oleju sezamowego
    - ✓   1 łyżka miodu
    - ✓   1 łyżeczka startego imbiru
    - ✓   1 ząbek czosnku, rozdrobniony
- Instrukcje:
  - o   W misce wymieszać wszystkie składniki dressingu, aż dobrze się połączą.

- o Na patelni na średnim ogniu usmażyć pokrojone w kostkę tofu na złoty kolor ze wszystkich stron.
  - o W dużej misce sałatkowej wymieszać zieloną sałatę, pokrojonego w plasterki ogórka, pokrojoną w kostkę marchewkę, pokrojone w plasterki migdały i nasiona sezamu.
  - o Dodaj ugotowane tofu do salaterki i skrop dressingiem sezamowo-imbirowym. Delikatnie wymieszać, aby równomiernie pokryć wszystko przed podaniem.

- **Papryka nadziewana komosą ryżową i czarną fasolą**
- Składniki:
  - o 4 duże papryki, przepołowione i pozbawione nasion
  - o 1 filiżanka ugotowanej komosy ryżowej
  - o 1 szklanka odsączonej i opłukanej czarnej fasoli z puszki
  - o 1 szklanka ziaren kukurydzy
  - o 1/2 szklanki pokrojonych w kostkę pomidorów
  - o 1/4 szklanki posiekanej kolendry
  - o 1 łyżeczka mielonego kminku
  - o 1 łyżeczka chili w proszku
  - o Sól i pieprz do smaku
  - o Rozdrobniony ser (opcjonalnie, do posypania)
- Instrukcje:

o Rozgrzej piekarnik do 190°C (375°F).
o W dużej misce wymieszać ugotowaną komosę ryżową, czarną fasolę, ziarna kukurydzy, pokrojone w kostkę pomidory, posiekaną kolendrę, mielony kminek, chili w proszku, sól i pieprz.
o Nałożyć łyżką mieszankę komosy ryżowej do każdej przepołowionej papryki.
o Umieścić nadziewane papryki w naczyniu do pieczenia i przykryć folią aluminiową.
o Piec w rozgrzanym piekarniku przez 25-30 minut lub do momentu, aż papryka będzie miękka.
o Jeśli chcesz, zdejmij folię, posyp rozdrobnionym serem na wierzchu każdej nadziewanej papryki i wróć do piekarnika na dodatkowe 5 minut, aż ser się rozpuści i zacznie bulgotać.
o Podawać na gorąco jako pożywny i sycący posiłek.

- **Bananowe muffinki śniadaniowe z płatkami owsianymi**
- Składniki:
  o 2 dojrzałe banany, rozgniecione
  o 2 szklanki płatków owsianych
  o 1/4 szklanki miodu lub syropu klonowego

- o 1/4 szklanki mleka (mlecznego lub roślinnego)
- o 1 łyżeczka ekstraktu waniliowego
- o 1 łyżeczka mielonego cynamonu
- o 1/2 łyżeczki proszku do pieczenia
- o Szczypta soli
- o Opcjonalne dodatki: posiekane orzechy, suszone owoce, chipsy czekoladowe
- Instrukcje:
  - o Rozgrzej piekarnik do 175°C (350°F) i natłuść formę do muffinów lub wyłóż ją papierowymi wkładkami.
  - o W dużej misce wymieszaj rozgniecione banany, płatki owsiane, miód lub syrop klonowy, mleko, ekstrakt waniliowy, mielony cynamon, proszek do pieczenia i sól. Mieszaj, aż składniki dobrze się połączą.
  - o Jeśli używasz opcjonalnych dodatków, dodaj je do ciasta.
  - o Rozdzielić ciasto równomiernie do przygotowanych foremek na muffiny, wypełniając każdą z nich w około trzech czwartych.
  - o Piec w rozgrzanym piekarniku przez 20-25 minut lub do momentu, gdy muffinki będą złotobrązowe, a wykałaczka włożona do środka będzie czysta.
  - o Pozostaw muffinki do ostygnięcia w formie przez kilka minut, a

następnie przenieś je na kratkę do całkowitego ostygnięcia.

- o Ciesz się bananowymi muffinkami śniadaniowymi z płatkami owsianymi jako pożywną i przenośną opcją śniadaniową.

- **Curry z soczewicy i warzyw**
- Składniki:
  - o 1 szklanka suszonej soczewicy, opłukanej
  - o 1 cebula, pokrojona w kostkę
  - o 2 ząbki czosnku, mielone
  - o 1 łyżka curry w proszku
  - o 1 łyżeczka mielonej kurkumy
  - o 1 łyżeczka mielonego kminku
  - o 1 puszka (14 uncji) pomidorów pokrojonych w kostkę
  - o 2 szklanki bulionu warzywnego
  - o 2 szklanki posiekanych mieszanych warzyw (takich jak marchew, papryka i szpinak)
  - o Sól i pieprz do smaku
  - o Ugotowany ryż lub chleb naan do podania
- Instrukcje:
  - o W dużym garnku podsmażyć pokrojoną w kostkę cebulę i mielony czosnek, aż zmiękną.
  - o Dodaj curry w proszku, mieloną kurkumę i mielony kminek do garnka i gotuj przez 1-2 minuty do uzyskania aromatu.

- o Dodać pokrojone w kostkę
  pomidory, bulion warzywny i
  opłukaną soczewicę. Doprowadzić
  do wrzenia, a następnie zmniejszyć
  ogień i gotować na wolnym ogniu
  przez 20-25 minut lub do momentu,
  aż soczewica będzie miękka.
- o Dodaj do garnka wymieszane
  warzywa i gotuj przez kolejne 5-10
  minut, aż warzywa zmiękną.
- o Doprawić curry solą i pieprzem do
  smaku.
- o Podawaj curry z soczewicy i warzyw
  z ugotowanym ryżem lub z chlebem
  naan, aby uzyskać obfity i
  aromatyczny posiłek.

- **Pierś kurczaka nadziewana
  szpinakiem i fetą**
- Składniki:
  - o 4 piersi z kurczaka bez kości i skóry
  - o 2 szklanki świeżych liści szpinaku
  - o 1/2 szklanki pokruszonego sera feta
  - o 2 ząbki czosnku, rozdrobnione
  - o 1 łyżka oliwy z oliwek
  - o Sól i pieprz do smaku
- Instrukcje:
  - o Rozgrzej piekarnik do 375°F
    (190°C).
  - o Za pomocą ostrego noża wykonaj
    poziome nacięcie w każdej piersi
    kurczaka, aby utworzyć kieszeń.
  - o Na patelni rozgrzać oliwę z oliwek
    na średnim ogniu. Dodaj mielony

czosnek i smaż, aż zacznie
pachnieć.
- o Dodaj świeże liście szpinaku na
  patelnię i smaż, aż zwiędną. Zdjąć z
  ognia i wymieszać z pokruszonym
  serem feta.
- o Nadziać każdą pierś kurczaka
  mieszanką szpinaku i fety, a
  następnie doprawić solą i pieprzem.
- o Umieść nadziewane piersi kurczaka
  w naczyniu do pieczenia i piecz w
  rozgrzanym piekarniku przez 25-30
  minut lub do momentu, aż kurczak
  będzie ugotowany i nie będzie już
  różowy w środku.
- o Podawaj piersi kurczaka
  nadziewane szpinakiem i fetą z
  ulubionymi dodatkami, aby uzyskać
  pyszny i bogaty w białko posiłek.

- **Curry z dyni i ciecierzycy**
- Składniki:
  - o 1 łyżka oliwy z oliwek
  - o 1 cebula, pokrojona w kostkę
  - o 2 ząbki czosnku, mielone
  - o 1 łyżka curry w proszku
  - o 1 łyżeczka mielonego kminku
  - o 1 łyżeczka mielonej kolendry
  - o 1 puszka (14 uncji) pomidorów
    pokrojonych w kostkę
  - o 1 puszka (14 uncji) mleka
    kokosowego
  - o 1 puszka (14 uncji) ciecierzycy,
    odsączonej i opłukanej

- o 1 szklanka puree z dyni
  - o Sól i pieprz do smaku
  - o Świeże liście kolendry, posiekane (do dekoracji)
- Instrukcje:
  - o W dużym garnku podgrzej oliwę z oliwek na średnim ogniu. Dodaj pokrojoną w kostkę cebulę i mielony czosnek, a następnie smaż, aż zmiękną.
  - o Dodać curry w proszku, mielony kminek i mieloną kolendrę i smażyć przez 1-2 minuty do uzyskania aromatu.
  - o Dodaj do garnka pokrojone w kostkę pomidory (wraz z sokami), mleko kokosowe, odsączoną ciecierzycę i puree z dyni. Wymieszać do połączenia.
  - o Doprowadzić curry do wrzenia, a następnie zmniejszyć ogień i gotować przez 15-20 minut, mieszając od czasu do czasu, aż smaki dobrze się połączą, a dynia będzie ugotowana.
  - o Doprawić curry solą i pieprzem do smaku.
  - o Podawać curry z dyni i ciecierzycy na gorąco, udekorowane posiekanymi świeżymi liśćmi kolendry i w towarzystwie ryżu lub chleba naan.

- **Salsa z mango i awokado**

- Składniki:
  - 1 dojrzałe mango, pokrojone w kostkę
  - 1 dojrzałe awokado, pokrojone w kostkę
  - 1/4 szklanki czerwonej cebuli, drobno posiekanej
  - 1/4 szklanki świeżych liści kolendry, posiekanych
  - 1 papryczka jalapeño, wypestkowana i posiekana
  - Sok z 1 limonki
  - Sól i pieprz do smaku
- Instrukcje:
  - W misce wymieszać pokrojone w kostkę mango, pokrojone w kostkę awokado, drobno posiekaną czerwoną cebulę, posiekane liście kolendry i mieloną papryczkę jalapeño.
  - Wyciśnij sok z jednej limonki na salsę i delikatnie wymieszaj.
  - Dopraw salsę solą i pieprzem do smaku.
  - Podawaj salsę z mango i awokado jako orzeźwiający dodatek do grillowanego kurczaka, ryb, tacos lub jako dip do chipsów tortilla.

- **Papryka faszerowana komosą ryżową i czarną fasolą**
- Składniki:
  - 4 duże papryki, przepołowione i pozbawione nasion

- o   1 filiżanka ugotowanej komosy ryżowej
- o   1 szklanka odsączonej i opłukanej czarnej fasoli z puszki
- o   1 szklanka ziaren kukurydzy
- o   1/2 szklanki pokrojonych w kostkę pomidorów
- o   1/4 szklanki posiekanej kolendry
- o   1 łyżeczka mielonego kminku
- o   1 łyżeczka chili w proszku
- o   Sól i pieprz do smaku
- o   Rozdrobniony ser (opcjonalnie, do posypania)
- Instrukcje:
  - o   Rozgrzej piekarnik do 375°F (190°C).
  - o   W dużej misce wymieszać ugotowaną komosę ryżową, czarną fasolę, ziarna kukurydzy, pokrojone w kostkę pomidory, posiekaną kolendrę, mielony kminek, chili w proszku, sól i pieprz.
  - o   Nadziać każdą połówkę papryki mieszanką komosy ryżowej i czarnej fasoli.
  - o   Umieść nadziewane papryki w naczyniu do pieczenia. W razie potrzeby posypać rozdrobnionym serem.
  - o   Przykryj naczynie do pieczenia folią i piecz przez 25-30 minut lub do momentu, aż papryka będzie miękka.

-     o   Zdjąć folię i piec przez dodatkowe 5 minut w celu roztopienia sera (jeśli jest używany).
-     o   Podawać nadziewane papryki na gorąco, udekorowane dodatkową kolendrą, jeśli jest taka potrzeba.

- **Kokosowa zupa z soczewicy curry**
- Składniki:
  - o   1 łyżka oleju kokosowego
  - o   1 cebula, pokrojona w kostkę
  - o   2 ząbki czosnku, mielone
  - o   1 łyżka curry w proszku
  - o   1 łyżeczka mielonej kurkumy
  - o   1 łyżeczka mielonego kminku
  - o   1 szklanka suszonej czerwonej soczewicy, opłukanej
  - o   4 szklanki bulionu warzywnego
  - o   1 puszka (14 uncji) mleka kokosowego
  - o   2 szklanki posiekanego jarmużu lub szpinaku
  - o   Sok z 1 limonki
  - o   Sól i pieprz do smaku
  - o   Świeże liście kolendry, posiekane (do dekoracji)
- Instrukcje:
  - o   W dużym garnku rozgrzać olej kokosowy na średnim ogniu. Dodaj pokrojoną w kostkę cebulę i mielony czosnek i smaż, aż zmiękną.
  - o   Dodać curry w proszku, mieloną kurkumę i mielony kminek i smażyć

przez 1-2 minuty do uzyskania aromatu.

- o Dodaj do garnka opłukaną czerwoną soczewicę i bulion warzywny. Doprowadzić do wrzenia, a następnie zmniejszyć ogień i gotować na wolnym ogniu przez 15-20 minut lub do miękkości soczewicy.
- o Dodać mleko kokosowe i posiekany jarmuż lub szpinak i gotować na wolnym ogniu przez kolejne 5 minut, aż warzywa zwiędną.
- o Zdjąć z ognia i dodać sok z limonki. Doprawić solą i pieprzem do smaku.
- o Podawać kokosową zupę z soczewicy curry na gorąco, udekorowaną posiekanymi świeżymi liśćmi kolendry.

- **Smoothie z masłem orzechowym i bananem**
- Składniki:
  - o 2 dojrzałe banany, zamrożone
  - o 1/4 szklanki kremowego masła orzechowego
  - o 1/2 szklanki jogurtu greckiego
  - o 1/2 szklanki mleka (mlecznego lub roślinnego)
  - o 2 łyżki miodu lub syropu klonowego
  - o Dodatki: pokrojone banany, granola, posiekane orzechy, wiórki kokosowe
- Instrukcje:

- o W blenderze połączyć mrożone banany, masło orzechowe, jogurt grecki, mleko i miód lub syrop klonowy. Zmiksować do uzyskania gładkiej i kremowej konsystencji.
  - o Przelać smoothie do miseczek.
  - o Udekorować pokrojonymi w plasterki bananami, granolą, posiekanymi orzechami i wiórkami kokosowymi lub innymi dodatkami.
  - o Podawaj bananowe smoothie z masłem orzechowym natychmiast po przygotowaniu, jako pożywne i sycące śniadanie lub przekąskę.

- **Wegetariańskie rolki sushi**
- Składniki:
  - o Ryż do sushi
  - o Arkusze wodorostów nori
  - o Różne nadzienia: cienko pokrojony ogórek, awokado, słupki marchewki, paski papryki, paski tofu itp.
  - o Sos sojowy do maczania
  - o Marynowany imbir i wasabi, opcjonalnie
- Instrukcje:
  - o Ugotować ryż do sushi zgodnie z instrukcją na opakowaniu i ostudzić do temperatury pokojowej.
  - o Umieść arkusz wodorostów nori na bambusowej macie do sushi lub płaskiej powierzchni.
  - o Rozłóż cienką warstwę ryżu do sushi równomiernie na arkuszu nori,

pozostawiając około centymetra
wolnej przestrzeni na górze.

- o Ułóż wybrane nadzienie poziomo
  wzdłuż dolnej krawędzi ryżu.
- o Ciasno zwinąć sushi, używając maty
  bambusowej do nadania kształtu i
  ściśnięcia rolki.
- o Zwilż odsłoniętą krawędź arkusza
  nori wodą, aby uszczelnić rolkę.
- o Ostrym nożem pokroić rolkę sushi
  na pojedyncze kawałki.
- o Wegetariańskie rolki sushi podawać
  z sosem sojowym, marynowanym
  imbirem i wasabi.

Podsumowanie

Planowanie i przygotowywanie posiłków ma
zasadnicze znaczenie dla utrzymania zdrowej
diety w czasie ciąży, zapewniając kobietom w
ciąży odpowiednie odżywianie w celu wspierania
zdrowia matki i płodu. Postępując zgodnie z
przykładowymi planami posiłków i włączając
pożywne przepisy do swojej diety, kobiety w
ciąży mogą cieszyć się pysznymi i
satysfakcjonującymi posiłkami, które
zaspokajają ich zwiększone zapotrzebowanie na
energię i składniki odżywcze. Pamiętaj, aby
skonsultować się z pracownikami służby zdrowia
w celu uzyskania spersonalizowanych porad
żywieniowych i wskazówek dostosowanych do
indywidualnych potrzeb i preferencji.

Ponieważ zbliżamy się do końca tej podróży przez odżywianie w czasie ciąży, mam nadzieję, że te przepisy i spostrzeżenia dostarczyły ci cennych informacji i inspiracji do odżywiania siebie i rosnącego dziecka. Pamiętaj, że ciąża to szczególny czas, w którym spożywane pokarmy odgrywają kluczową rolę we wspieraniu zarówno Twojego zdrowia, jak i rozwoju Twojego maleństwa.

Kontynuując tę niezwykłą podróż, czerp radość z przygotowywania pożywnych posiłków, delektuj się smakiem każdego kęsa i pielęgnuj chwile spędzone przy stole z bliskimi. Życzymy zdrowej i satysfakcjonującej ciąży, wypełnionej obfitymi błogosławieństwami i szczęściem.

Bon appétit i najlepsze życzenia pięknej ciąży i nie tylko!